Sieb

Restless Legs: Endlich wieder ruhige Beine

Der Autor

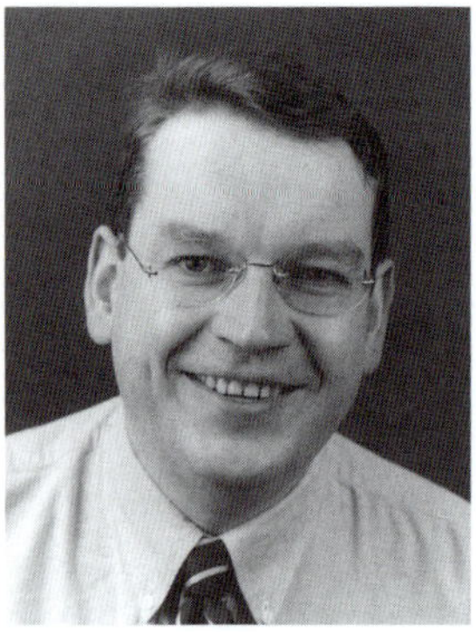

Prof. Dr. med. Jörn P. Sieb (*1961) ist Chefarzt der Klinik für Neurologie, Geriatrie und Palliativmedizin im Hanse-Klinikum Stralsund und einer der führenden Experten.

Prof. Dr. med. Jörn P. Sieb

Restless Legs: Endlich wieder ruhige Beine

- Mit Selbsttests zur sicheren Diagnose
- Wieder erholsam schlafen
- Mit wertvollen Tipps von Betroffenen

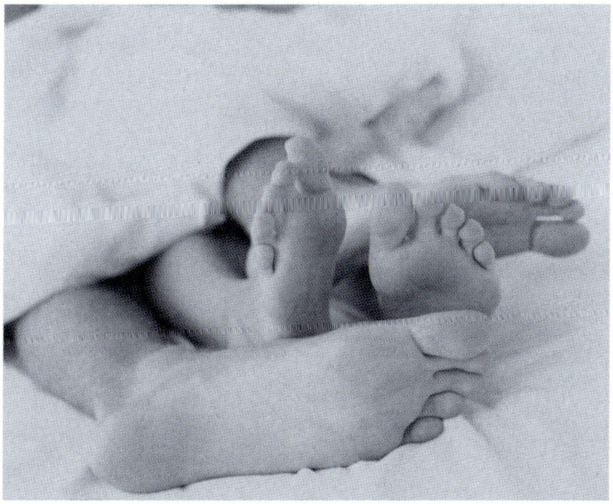

TRIAS

Inhalt

Ursache

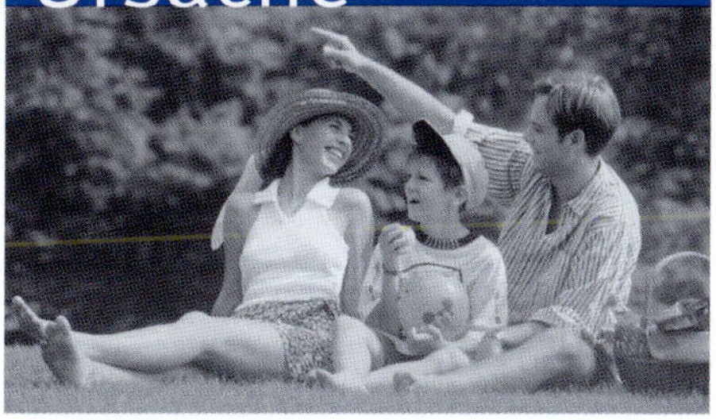

Therapie

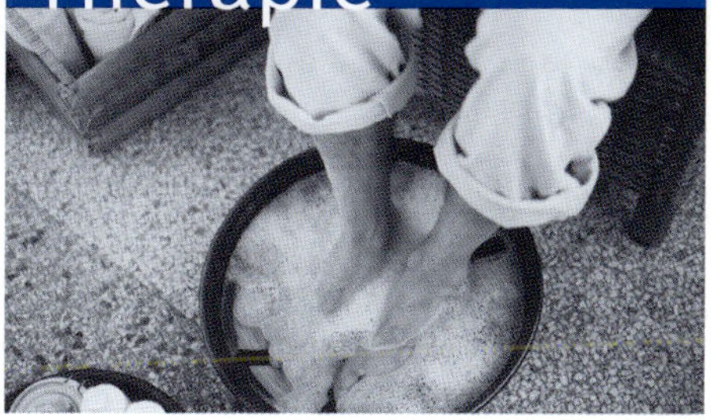

Inhalt

Selbsthilfe

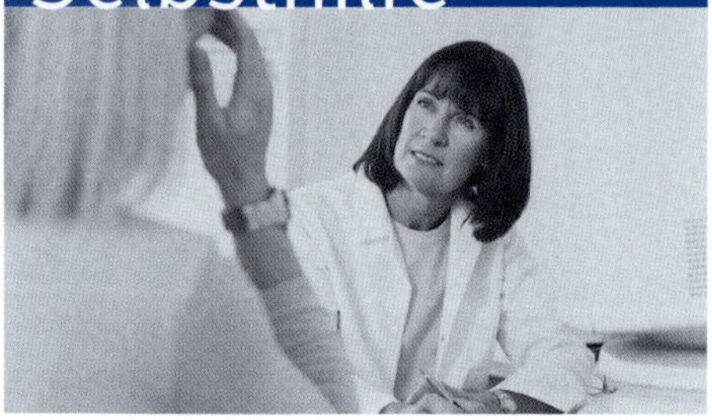

Anhang

Geleitwort zur 1. Auflage

Schon 1685 wurde von dem englischen Arzt Dr. Thomas Willis über unruhige Beine und schwere Schlafstörungen geschrieben, aber erst 300 Jahre später, 1945, wurde von dem schwedischen Arzt Karl-Axel Ekbom die vermutlich erste wissenschaftliche Beschreibung des Restless-Legs-Syndroms (RLS) veröffentlicht. Er gab den unruhigen Beinen den Namen »Restless Legs« und seine Forschungsarbeiten haben heute noch große Bedeutung. Seitdem ist das RLS als Krankheitsbild anerkannt, allerdings wurde das Restless-Legs-Syndrom noch bis vor kurzem ignoriert und die Erkrankten mussten ohne Behandlung leiden.

Die Angst des RLS-Kranken, die Verschiedenartigkeit der Beschwerden und die auftretenden Schmerzen nicht gut verständlich machen zu können, ist groß und er fühlt sich oft nicht verstanden. Erschwerend kommt hinzu, dass ein Teil der Ärzte über die Krankheit nicht oder nur unzureichend informiert ist. Durch viel Aufklärungsarbeit des »RLS e.V. – Deutsche Restless Legs Vereinigung« (Informieren Sie sich im Anhang dieses Buches über uns!) ist die Ärzteschaft und die Öffentlichkeit nun sensibilisiert und inzwischen besser informiert.

Obwohl die Ursachen noch nicht gefunden werden konnten, lässt sich das Restless-Legs-Syndrom mittlerweile relativ erfolgreich mit Medikamenten therapieren, die für andere Erkrankungen entwickelt wurden. Wichtig ist die richtige Diagnose vom richtigen Arzt, vorzugsweise dem Neurologen. Privatdozent Dr. Jörn P. Sieb, neurologischer Oberarzt am Max-Planck-Institut für Psychiatrie in München, der selbst große Erfahrungen auf dem Gebiet der Bewegungsstörungen und des RLS hat, gibt in diesem Buch verständliche Erklärungen über das Beschwerdebild, den Verlauf der Krankheit, die Folgen, die Diagnose und die Behandlung des Restless-Legs-Syndroms. Er gibt Antworten auf oft von Patienten und deren Angehörigen gestellte Fragen.

Dieses Buch gibt Ihnen als Patient und sicher auch Ihrem behandelnden Arzt hilfreiche Hinweise. Uns als Selbsthilfegruppe wird es eine gute Unterstützung bei der weiteren Verbreitung fundierten Wissens über das Restless-Legs-Syndrom sein. Lernen Sie Ihre Krankheit zu akzeptieren, mit ihr umzugehen. Nehmen Sie sich Zeit zum aufmerksamen Lesen dieses Buches.

Lilo Habersack, Vorstandsvorsitzende der RLS e.V.

Deutsche Restless Legs Vereinigung, München

Geleitwort zur 2. Auflage

Es fällt mir die angenehme Aufgabe zu, ein kurzes Geleitwort für die zweite Auflage zu diesem Buch zu schreiben. Wie wichtig und hilfreich der fundierte Patientenratgeber für RLS-Betroffene ist, zeigt, dass nach einem guten Jahr die 1. Auflage vergriffen war.

Das detaillierte Eingehen auf immer wieder gestellte und auftretende Fragen ist besonders gelungen und somit fühlt sich der Leser gut informiert, verstanden und ernst genommen.

Die Betroffenheit in der Bevölkerung ist mit 10 Prozent ausgesprochen hoch, und RLS-Patienten brauchen gute Informationen und gute Ärzte, denn nur durch eine individuelle Behandlung mit Medikamenten und Therapien kann die Lebensqualität gesichert oder zurückgewonnen werden.

Lilo Habersack, Vorstandsvorsitzende der RLS e.V.

Deutsche Restless Legs Vereinigung, München

Vorwort zur 2. Auflage

Das Restless-Legs-Syndrom (RLS), die Erkrankung mit unruhigen oder besser mit ruhelosen Beinen, war noch vor wenigen Jahren ein lediglich wenigen spezialisierten Neurologen bekanntes Krankheitsbild. Es wurde fälschlich als große Seltenheit angesehen. Tatsächlich leiden in Deutschland mehrere Millionen Menschen unter RLS-Beschwerden! Eine wirksame Behandlung des RLS ist heute möglich. Es besteht jedoch weiterhin ein großer Informationsbedarf sowohl bei den RLS-Kranken als auch bei vielen Ärzten, wie sich auch an dem Erfolg dieses Buches zeigt. Nach kaum mehr als einem Jahr erscheint bereits die zweite Auflage.

Dieses Buch soll ein praktischer Ratgeber und Leitfaden für RLS-Kranke und deren Familien sein. Ziel ist ein umfassender, wissenschaftlich möglichst genauer, jedoch immer allgemein verständlicher und aktueller Überblick zu der Erkrankung RLS, zu deren Diagnostik und Therapie. Problemfelder, wie beispielsweise RLS und Narkose oder RLS und Schwangerschaft, werden detailliert erläutert. Ich hoffe, dass RLS-Kranke durch dieses Buch die Information und Hilfe finden, die für den Umgang mit ihrer chronischen Erkrankung erforderlich sind, um die sie jedoch häufig vergeblich nachsuchen. Das Buch wurde für die 2. Auflage komplett überarbeitet und an vielen Stellen maßgeblich ergänzt und aktualisiert. Die Markteinführung sehr wirksamer RLS-Medikamente steht aktuell an. Ergänzt wurde aber auch der Abschnitt zu den alternativen und komplementären Therapieverfahren. Besonders gefreut hat mich die große und überaus positive Resonanz, die mein Buch gefunden hat. Viele RLS-Kranke haben mir Erfahrungsberichte und Hinweise zukommen lassen. Vieles davon habe ich in die zweite Auflage aufgenommen.

Besonders herzlich danke ich Frau Lilo Habersack vom Vorstand der »Deutschen Restless Legs Vereinigung« in München, die diesen Patientenratgeber initiiert und die Arbeit an diesem

Buch mit zahlreichen Hinweisen sowie Hilfen begleitet hat. Die »Deutsche Restless Legs Vereinigung« hat in den vergangenen Jahren als Selbsthilfeorganisation viel Positives für die RLS-Kranken angestoßen. Hier sei insbesondere auch die engagierte Arbeit des Ehepaars J. und S. Schmidt-Evers sowie von Herrn H. Wienecke in der RLS-Vereinigung hervorgehoben.

Überrascht haben mich die zahlreichen Hinweise in den Gesundheitsseiten von Tageszeitungen und Zeitschriften sowie im Hörfunk und Fernsehen auf dieses Buch. Das RLS ist keine »vergessene Erkrankung« mehr. Trotzdem bleibt viel zu tun: Das RLS kann heute wirksam behandelt werden, die Krankheitsursache liegt jedoch weiterhin im Dunklen. Leider wird es bei der Verknappung im deutschen Gesundheitswesen für viele RLS-Kranke immer schwieriger, adäquate Hilfe zu erhalten. Auch darüber berichtet dieses Buch.

Viele haben bei der Fertigstellung dieses Buches geholfen. Herr Primarius Dr. D. Volc von der Privatklinik Josefstadt in Wien hatte die 1. Auflage um Hinweise für die österreichischen Leser ergänzt. Frau S. Duelli vom TRIAS Verlag hat die Arbeit auch an der zweiten Auflage des Buches begleitet. Frau A. Haberl danke ich herzlich für ihre engagierte Zusammenarbeit in München. In unserer »Ambulanz für Bewegungsstörungen« hatten wir gemeinsam sehr viele RLS-Patienten betreut. Die dabei gesammelten Erfahrungen sind die Grundlage dieses Buches.

Für Anregungen und Verbesserungsvorschläge bin ich dankbar. Schreiben Sie mir bitte!

Stralsund, im April 2005 Prof. Dr. med. J. P. Sieb

Anschrift:

Prof. Dr. J. P. Sieb
Chefarzt der Klinik für Neurologie,
Geriatrie und Palliativmedizin
Hanse-Klinikum Stralsund, 18430 Stralsund

E-Mail: j.sieb@klinikum-hst.de

Symptome

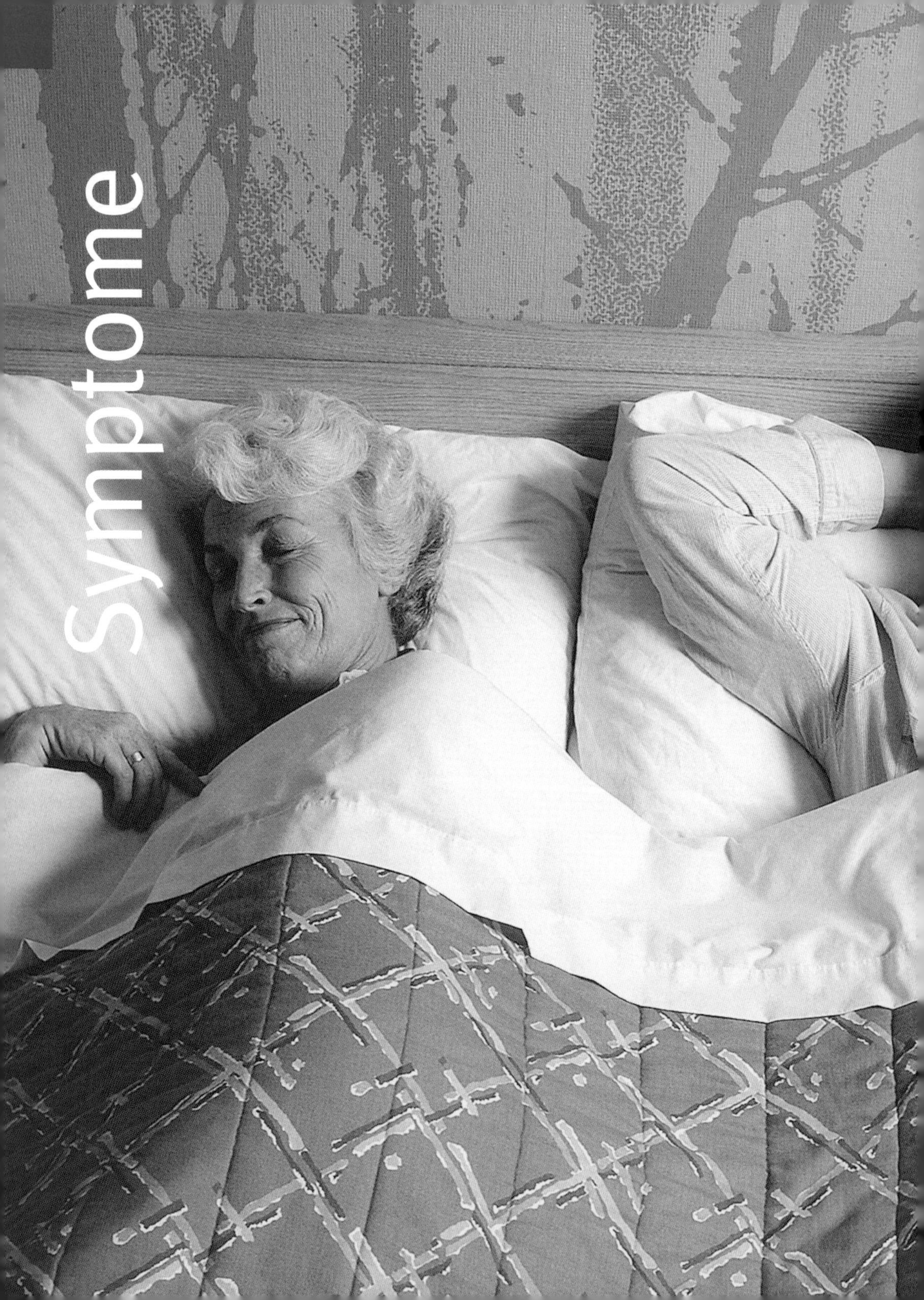

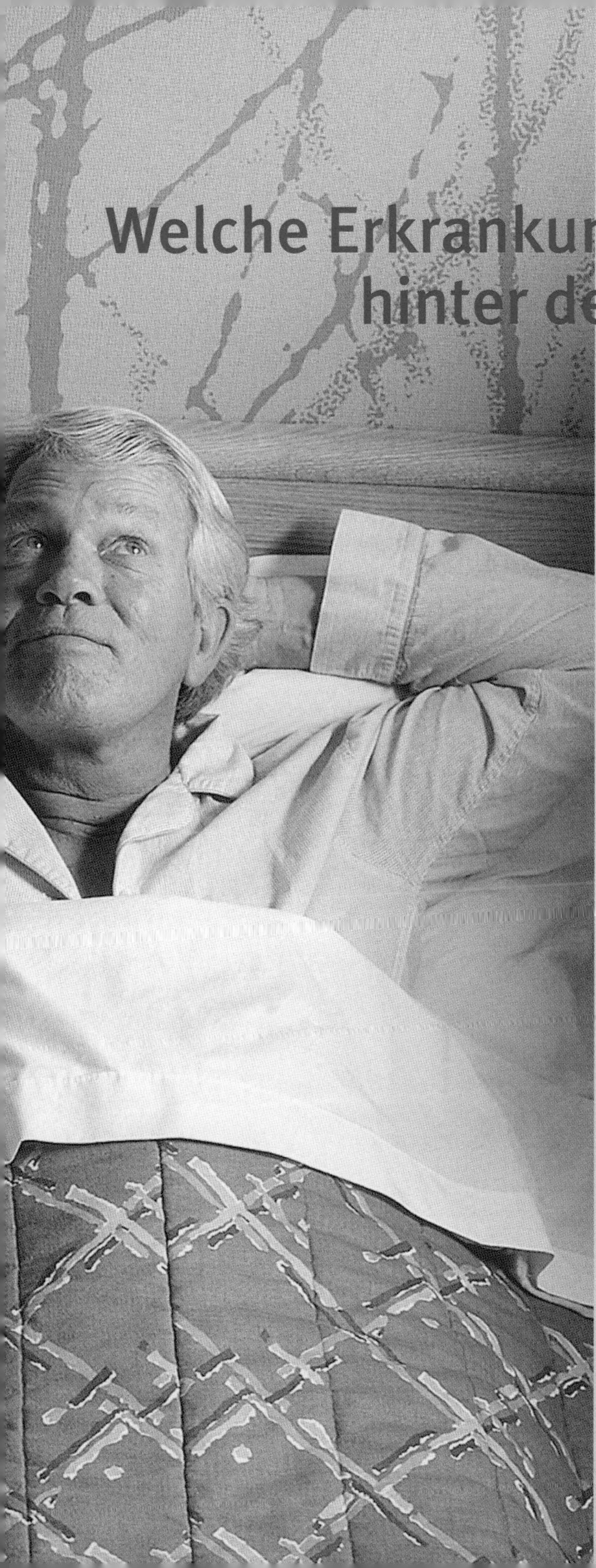

Welche Erkrankung verbirgt sich hinter dem Kürzel RLS?

Lange Zeit galt das Restless-Legs-Syndrom als seltene Erkrankung. Heute weiß man, dass 1,6 bis 8 Millionen Deutsche unter ruhelosen Beinen leiden. Sie sind also nicht allein! Das folgende Kapitel stellt Ihnen die Krankheit und ihre Merkmale vor.

Was bedeutet RLS?

Die Abkürzung RLS bezeichnet eine Erkrankung mit unruhigen oder ruhelosen Beinen.

Vieles im Deutschen wird heute mit Anglizismen bezeichnet. So ist es auch mit dem Restless-Legs-Syndrom – meist kurz RLS genannt. Übersetzt heißt dies, Erkrankung mit unruhigen oder ruhelosen Beinen. Welches Leiden sich hinter dieser harmlos klingenden Beschreibung verbirgt, wird ein Außenstehender wohl kaum nachempfinden können: In der Nacht, wenn gesunde Menschen in einen erholsamen Schlaf gleiten, beginnt es beim RLS-Kranken in den Beinen zu reißen, zu stechen oder zu kribbeln. Diese störenden Empfindungen sind derart intensiv und aufdringlich, dass der Betroffene sie unmöglich ignorieren kann. Die einzige Linderung verschafft meist nur Bewegung. An Schlaf ist jetzt nicht mehr zu denken. Und so wandern viele Betroffene des Nachts umher und können immer nur für eine kurze Weile schlafen, bis sich die Beine wieder selbstständig machen.

Fehlende Ruhe führt zu körperlicher und seelischer Erschöpfung.

Es ist klar, dass die Betroffenen am nächsten Tag übermüdet und zermürbt sind. Die unruhigen Beine kommen ausgerechnet dann, wenn sich der RLS-Kranke ausruhen oder entspannen möchte – abends vor dem Fernseher oder nachts im Bett. Das heißt das größte Problem der Betroffenen ist, dass sie keine Ruhe mehr finden. Der beständige Schlafmangel führt zu körperlicher und seelischer Erschöpfung.

Die medizinische Beschreibung

Das Restless-Legs-Syndrom ist eine Erkrankung mit quälenden Missempfindungen an den Gliedmaßen, vorwiegend den Beinen. Sie können einseitig, beidseitig oder abwechselnd auf der einen und anderen Seite bestehen. Charakteristischerweise kommt es in den Abend- und Nachtstunden zu diesen Missempfindungen und infolgedessen zu Unruhe. Bewegung lindert die Missempfindungen. RLS-Kranke finden deshalb nur schwer in einen erholsamen Schlaf.

Das RLS trifft oft Menschen, die ansonsten ganz gesund sind. Die Erkrankung hängt auch nicht mit seelischen oder gar psychiatrischen Störungen zusammen.

Wer noch nie unter ruhelosen Beinen gelitten hat, wird diese Schilderungen RLS-Kranker möglicherweise für übertrieben halten. Tatsächlich sind dies jedoch typische Beschreibungen des Beschwerdebildes. Der Grad der Beeinträchtigung ist jedoch sehr unterschiedlich. Manche Betroffene verspüren nur gelegentlich in den Abendstunden leichte Missempfindungen und einen Bewegungsdrang. Bei anderen RLS-Kranken wiederum ist die Erkrankung so ausgeprägt, dass sie das gesamte Leben bestimmt und nahezu jegliche Ruhe verhindert. Manche werden so stark beeinträchtigt und gequält, dass sie zusätzlich an einer Depression erkranken oder sogar Selbstmordgedanken hegen. Auch deshalb ist es wichtig, dass die Diagnose RLS möglichst frühzeitig gestellt und eine wirksame Therapie eingeleitet wird.

WISSEN

Man unterscheidet zwei Formen des RLS:

Idiopathisches RLS: Idiopathisch heißt, ohne erkennbare Ursache entstanden. Somit ist bei solchen RLS-Fällen nach dem derzeitigen Stand der medizinischen Wissenschaft keine Ursache erkennbar. Diese Form des RLS wird auch als primäres Restless-Legs-Syndrom bezeichnet. In diese Gruppe fallen auch die Fälle von RLS mit mehreren weiteren Erkrankungen in der Blutsverwandtschaft, bei denen eine genetische, das heißt erbliche Ursache, angenommen werden muss.

Sekundäres RLS: Hier ist das RLS Folge einer anderen Erkrankung. Das sekundäre RLS kann beispielsweise bei Eisenmangel oder im Rahmen einer reduzierten Nierenfunktion vorkommen. In diesen Fällen besteht die Möglichkeit einer an der Ursache angreifenden Behandlung.

Das Beschwerdebild reicht von leichten Missempfindungen bis zu fast völliger Ruhelosigkeit.

RLS-Symptome beginnen meist am Abend

Obwohl in den meisten Fällen – wie der Name schon sagt – die Beine von der Erkrankung betroffen sind, können auch an Armen und gar am Brustkorb RLS-Beschwerden auftreten.

RLS macht sich hauptsächlich am Abend und vor allem beim Einschlafen bemerkbar.

AUS DEM LEBEN

Wie fühlt sich das RLS an?

Nachempfinden kann man es nur schwer, wenn man es noch nie erlebt hat. Aber die nachfolgenden Beschreibungen von Betroffenen lassen erahnen, wie vielgestaltig und quälend die ruhelosen Beine sein können:

- »Am liebsten wäre mir eine Amputation der Beine, weil ich das Kribbeln am Abend, die Ruhelosigkeit nicht mehr aushalte. Es ist dann eine geballte Energie in den Beinen, die nach außen will. In solchen Zuständen kann man die Unruheherde regelrecht mit den Händen erspüren.«
- »In der ersten Schwangerschaft begann durch mein RLS eine sehr schlimme Zeit. Die Beschwerden wurden unerträglich. Nicht nur die Beine, sondern auch die Arme spielten verrückt. Durch diese Unruhe habe ich als Schwangere einfach nicht mehr zur Ruhe und in den Schlaf gefunden. Ohne die Linderung, die schließlich durch Opiat-Medikamente erzielt wurden, hätte ich mich nie und nimmer zu einem zweiten Kind entschlossen.«
- »Ich habe in der Nacht einfach keine Gewalt über meine Beine. Sie wollen loslaufen und ich kann dem keinen Einhalt geben. Ich finde nicht zur Ruhe. Bei meinem Vater war es im Alter ähnlich.«
- »Wenn ich meine Beine nicht bewege, baut sich schier ein unerträgliches Gefühl auf. Es sind tief in den beiden Waden sitzende Schmerzen.«
- »Am Abend beginnt dieses Ziehen in den Beinen, das Kribbeln an den Füßen und den Unterschenkeln. Ich muss umherlaufen. Lediglich kaltes Duschen, Eispackungen und Massieren meiner Füße und Unterschenkel mit Franzbranntwein hilft etwas.«

Besonders charakteristisch für die Erkrankung ist ihre unterschiedliche Ausprägung über den Tagesverlauf hinweg. Viele RLS-Kranke sind am Vormittag beschwerdefrei. Die Symptome beginnen meist am Abend. Besonders ausgeprägt sind diese oft in der abendlichen Einschlafphase. Durch die Missempfindungen und durch den letztlich nicht willentlich unterdrückbaren Bewegungsdrang finden die Kranken nicht in den Schlaf.

Untersuchungen zeigen, dass die Erkrankung die Schlafstruktur und damit die Qualität des Schlafs mindert. RLS-Kranke finden oft gar nicht mehr zum erholsamen Tiefschlaf, weil ihre ruhelosen Beine sie vorher immer wieder aufwecken, aber dazu später mehr (Seite 36 ff.). Die Arbeit – im Beruf oder im Haushalt – fällt schwer. Das Leben macht keinen Spaß mehr.

Stillsitzen ist eine Qual

Die Müdigkeit während der Tagesstunden ist jedoch keineswegs die einzige negative Auswirkung der Erkrankung. RLS-Kranke sind häufig auch beim Reisen beeinträchtigt. Längere Autofahrten oder gar Flugreisen, bei denen man gezwungen ist, über längere Zeit stillzusitzen, sind für viele Betroffene unmöglich geworden. Jedes längere, relativ regungslose Sitzen kann für RLS-Kranke zur Qual werden: Sie können nur noch kurz an Vortragsveranstaltungen, beruflichen Sitzungen oder Ähnlichem teilnehmen. Das Gleiche gilt für die Freizeit. Auch hier werden ihre Aktivitäten eingeschränkt, denn geselliges Beisammensein, ein Theater- oder Kinobesuch sind mit längerem Stillsitzen verbunden. Weil sie das aber nicht mehr so gut können, ziehen sich einige RLS-Kranke aus dem sozialen Leben zurück.

Längeres Stillsitzen ist für RLS-Kranke oft unmöglich; manche ziehen sich deshalb aus dem sozialen Leben zurück.

INFO

Typische Situationen, in denen sich die RLS-Symptome bemerkbar machen können:

- abendliches ruhiges Liegen oder Sitzen
- längere Autofahrten, Busreisen und Flüge
- Bettlägerigkeit im Krankheitsfall
- Gipsverband
- längeres Sitzen bei Versammlungen, Kino- und Konzertbesuchen
- Fernsehen
- Entspannungsübungen
- Dialysebehandlung
- Schwangerschaft
- Einnahme bestimmter Medikamente

ZUSAMMENFASSUNG

Restless-Legs-Syndrom bedeutet Erkrankung mit unruhigen oder ruhelosen Beinen. Die Betroffenen verspüren insbesondere nachts und in Ruhe ein Reißen, Stechen oder Kribbeln in den Beinen, das meist nur bei Bewegung wieder nachlässt.

Medizinisch werden zwei RLS-Formen unterschieden: das idiopathische oder primäre RLS, ohne erkennbare Ursache, und das sekundäre RLS, das Folge einer anderen Erkrankung, wie zum Beispiel einer Niereninsuffizienz, ist.

Wie verläuft das RLS?

Die RLS-Symptome können in jedem Lebensalter beginnen. Selbst Kinder können bereits betroffen sein (Seite 124 f.). Meist setzen die RLS-Beschwerden jedoch erst im mittleren oder im fortgeschrittenen Lebensalter so deutlich ein, dass sie vom Betroffenen als ernsthafte Störung wahrgenommen werden. Wenn die Krankheit vor dem 30. Lebensjahr beginnt, spricht das für eine erbliche Verursachung des RLS, wie im Abschnitt zur Vererbung dargestellt wird (Seite 57 ff.).

Häufigkeit und Stärke der Beschwerden nehmen mit dem Alter oft zu.

Einige RLS-Patienten leiden jede Nacht unter den ruhelosen Beinen, bei anderen treten die Beschwerden aber nur wenige Male in der Woche oder noch seltener auf. Bei vielen Betroffenen werden die Beschwerden im Laufe des Lebens leider auch stärker und häufiger. Das muss aber nicht sein. Es gibt auch Fälle, bei denen das RLS über Monate oder sogar Jahre wieder zurückging. Teilweise taucht es dann aber auch wieder auf.

Einfluss der Hormone

Welche Faktoren den Verlauf des RLS beeinflussen, ist noch nicht bekannt. RLS-Beschwerden können zum Beispiel während einer Schwangerschaft stärker werden. Manche Patientinnen erleben RLS-Symptome sogar ausschließlich in der Schwangerschaft (siehe Seite 126 f.). Und bei vielen RLS-Patientinnen werden die Symptome nach den Wechseljahren häufiger. Sowohl in der Schwangerschaft als auch während der Wechseljahre verändern sich die weiblichen Hormone. Inwiefern diese Veränderungen mit RLS zusammenhängen, ist aber bisher noch kaum wissenschaftlich untersucht worden.

AUS DEM LEBEN

»Irgendwie habe ich mich über die Jahre durchgekämpft.«

Ein 59-jähriger RLS-Patient berichtet:

»Meine Leidensgeschichte begann zirka 1975. Ich war damals dreißig. Zunehmend haben sich bei mir in Ruhe diese ziehenden Missempfindungen, die mich zur Bewegung zwangen, eingestellt. Insbesondere bei langen Autofahrten – ich war damals im Außendienst – war es kurios. Mein Vater war wohl auch betroffen, der ist aber früh gestorben. Natürlich bin ich zu unserem Hausarzt gegangen, der gar nichts damit anfangen konnte. Er hat mich zum Nervenarzt überwiesen, der eine Depression vermutet hat. Seine Medikamente haben die Sache aber nur verschlimmert. Ich habe auch nicht an die Diagnose Depression geglaubt. Ich habe seine Medikamente nach einigen Wochen nicht mehr eingenommen und bin auch nicht mehr zum Arzt gegangen. Irgendwie habe ich mich über die Jahre durchgekämpft. Im Winter bin ich einige Male sogar barfuss in unserem Garten im Schnee gelaufen. Das war schon verrückt. Ich weiß nicht, ob mich Nachbarn beobachtet haben. Der Schlaf fehlte. Zunehmend habe ich mich verändert. Beruflich und auch in der Ehe war meine Reizbarkeit eine Belastung. Schließlich haben sich meine Frau und ich getrennt. Durch Zufall habe ich dann einen Bericht im Fernsehen zum RLS gesehen. Das passte. Die Diagnose RLS habe ich also selbst gestellt. Über das Büro der Selbsthilfegruppe in München habe ich nun einen kompetenten Arzt gefunden. Mir hilft auch, dass meine Beschwerden endlich einen Namen haben. Endlich zweifle ich nicht mehr an mir selbst. Das RLS oder besser das Nichterkennen hat jedoch meinen ganzen Lebensweg bestimmt.«

Frauen mit Kindern leiden häufiger unter einem Restless-Legs-Syndrom

Sehr überraschende Hinweise zu den Ursachen des RLS erbrachte eine deutsche Bevölkerungsuntersuchung, deren Ergebnisse im Februar 2004 von der amerikanischen Fachzeitschrift ›Archives of Internal Medicine‹ veröffentlicht wurden (Berger et al. 2004). Diese Untersuchung wurde zwischen 1997 bis 2001 in Vorpommern, also im Nordosten Deutschlands, in der Region um die Städte Stralsund, Greifswald und Anklam, durchgeführt. 4.310 zufällig aus dem Einwohnermelderegister ausgewählte Einwohner im Alter von 20 bis 79 Jahren nahmen an der Studie teil.

Je mehr Kinder eine Frau geboren hat, um so größer das Risiko für RLS.

Wiederum zeigte sich auch bei dieser Untersuchung, dass sehr viele Menschen vom RLS betroffen sind. Frauen waren mit 13,4 Prozent fast doppelt so häufig erkrankt wie Männer. Aufgrund der Vielzahl der Studiendaten konnten weitreichende Auswertungen über mögliche Ursachen des RLS und Zusammenhänge mit anderen Erkrankungen erfolgen. Dabei zeigte sich ein Resultat, das großes Aufsehen unter RLS-Forschern erregt hat: Es besteht ein deutlicher Zusammenhang zwischen der Häufigkeit des RLS-Syndroms bei Frauen und der Anzahl von Kindern, die eine Frau geboren hat. Frauen ohne Kinder wiesen in den verschiedenen Altersgruppen die gleiche RLS-Häufigkeit auf wie Männer. Das Risiko für Frauen, an einem RLS zu erkranken, verdoppelte sich jedoch mit dem ersten Kind, verdreifachte sich mit zwei Kindern und war dreieinhalbfach so hoch mit drei oder mehr Kindern!

ZUSAMMENFASSUNG

Das Restless-Legs-Syndrom kann in jedem Lebensalter auftreten. Am häufigsten ist aber der Beginn im mittleren oder fortgeschrittenen Lebensalter.

Darüber hinaus fand sich ein Zusammenhang zwischen dem Auftreten des RLS und dem Zigarettenkonsum. Raucher und Raucherinnen hatten gegenüber Menschen, die nie in ihrem Leben geraucht hatten, ein um etwa 50 Prozent erhöhtes Risiko für ein RLS.

Wie häufig ist das RLS?

Das Restless-Legs-Syndrom ist eine sehr häufige Erkrankung. Die Häufigkeit in der Bevölkerung wird auf 2 bis 10 Prozent geschätzt (Abb. 1). Somit wären in Deutschland 1,6 bis 8 Millionen Menschen vom RLS betroffen. Lediglich bei einem Teil dieser Patienten sind jedoch die Beschwerden so deutlich ausgeprägt, dass eine medikamentöse Therapie erforderlich ist. Es ist unerklärlich, warum die Medizin das Restless-Legs-Syndrom über viele Jahrzehnte übersehen hat, obwohl derartig viele Menschen erheblich darunter leiden. Das RLS war eine »vergessene Erkrankung«! Erst seitdem wirksame Behandlungen zur Verfügung stehen, wurde die Bedeutung der Erkrankung erkannt. Es gibt allerdings auch erst seit zirka 1990 genügend so genannte Schlaflabore, in denen Schlafstörungen, wie das RLS, diagnostiziert werden.

Nur ein Teil der Patienten muss medikamentös behandelt werden.

RLS nimmt im Alter zu

Die Häufigkeit des RLS steigt mit zunehmendem Lebensalter. Frauen sind öfter betroffen als Männer. Bei zirka 50 bis 60 Prozent der RLS-Patienten tritt das Restless-Legs-Syndrom im Rahmen einer anderen Erkrankung auf. Man spricht dann von einem sekundären RLS. Häufigste Ursache für sekundäre

Mehr Frauen als Männer erkranken an RLS.

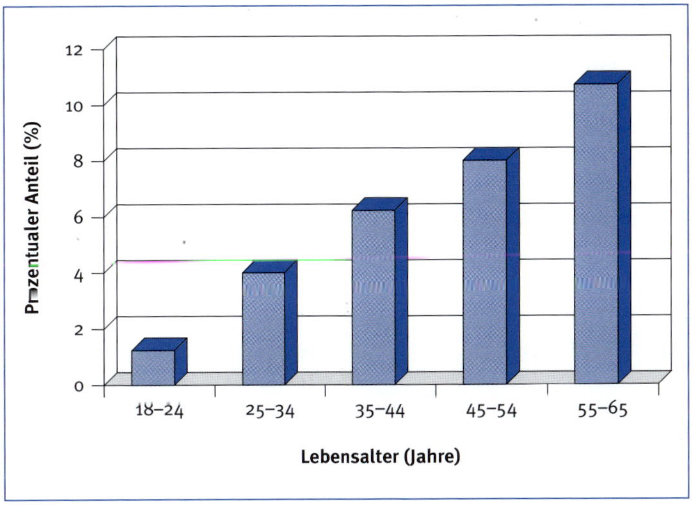

Abb. 1: Die RLS-Häufigkeit steigt mit dem Alter deutlich an, wie diese grafische Darstellung zeigt. In der schwedischen Untersuchung wurden 4.000 Männer untersucht. In jungen Jahren sind weniger als 2 Prozent betroffen, ab dem 55. Lebensjahr sind es schon mehr als 10 Prozent (Uffberg et al. 2001). Frauen erkranken noch häufiger an einem RLS. Die Kinderzahl bestimmt bei Frauen möglicherweise das RLS-Risiko. Kinderlose Frauen erkranken gleich häufig wie Männer an einem RLS. Mit der Zahl der Kinder steigt statistisch das Risiko eindeutig. Die Ursache für diesen Zusammenhang bei Frauen zwischen RLS-Risiko und Kinderzahl ist jedoch unklar (Berger et al. 2004)

RLS-Erkrankungen ist die Niereninsuffizienz, das heißt die Nieren arbeiten nur noch unzureichend. Immerhin sollen 20 bis 40 Prozent der Dialyse-Patienten, die aufgrund eines Nierenversagens auf eine Blutwäsche an der künstlichen Niere angewiesen sind, auch unter einem RLS leiden.

RLS tritt oft familiär gehäuft auf

Bei vererbtem RLS ist die Erkrankung oft schwer.

Viele RLS-Patienten berichten über weitere Fälle von RLS in ihrer Familie. Das spricht dafür, dass das RLS in diesen Fällen vererbt wurde. Diese familiären RLS-Erkrankungen sind häufig besonders schwer ausgeprägt und beginnen oft schon früh im Leben teilweise bereits im Kindes- oder Jugendalter. Bei Europäern scheint das RLS deutlich häufiger vorzukommen als bei Asiaten.

ZUSAMMENFASSUNG

Bis zu zehn Prozent aller Menschen leiden unter RLS. Somit sind bis zu acht Millionen Menschen in Deutschland vom RLS betroffen! Trotz dieser Häufigkeit war das RLS über Jahrzehnte eine »vergessene Erkrankung«.

Welche Folgen hat die Störung des Schlafes beim RLS?

RLS verhindert den erholsamen Tiefschlaf.

Die Folge der unruhigen Beine ist eine Störung des Schlafes. RLS-Patienten finden nur schwer in den Schlaf. Neben den Missempfindungen in den Beinen, die den Betroffenen aufwecken und zum Umhergehen zwingen, führen RLS-Patienten im Schlaf auch unwillkürliche Beinbewegungen aus, die sie selber häufig gar nicht bemerken. Diese können zu unmerklichen Weckreaktionen führen und die Schlafstruktur empfindlich stören. Das heißt, der Patient fällt nicht in den erholsamen Tiefschlaf.

Warum brauchen wir Schlaf?

Diese Frage ist wissenschaftlich immer noch nicht beantwortet. Die Funktion des Schlafes ist jedoch bekannt: Schlaf führt zur Erholung. Unsere heutige Gesellschaft verlangt von jedem eine fortwährend verfügbare Leistungsbereitschaft. Diese kann jedoch nur dann erbracht werden, wenn den Phasen der Beanspruchung immer auch eine ausreichende Erholung folgt. Diese Regeneration ist aber nur bei einem intakten Schlaf-wach-Rhythmus mit ausreichend lang anhaltenden Schlafphasen möglich. Genau diese dringend notwendige Erholung fehlt den RLS-Patienten.

Wann ist man ausgeschlafen?

RLS-Patienten leiden unter Schlafmangel, der vielfältige Beeinträchtigungen nach sich zieht.

Ein Maß für die »Menge« Schlaf, die für die Erholung und das Ausgeschlafensein notwendig ist, gibt es nicht. Die durchschnittliche Schlafzeit liegt in Industrieländern bei etwa sieben Stunden. Bei lang anhaltendem Schlafmangel kann es zu Konzentrations- und Aufmerksamkeitsstörungen, Zerstreutheit, Antriebsmangel, Verstimmtheit, Rastlosigkeit, Übelkeit, Appetitlosigkeit und Magen-Darm-Beschwerden kommen. Das sind die Folgen des wissenschaftlich untersuchten Schlafmangelsyndroms, das entsteht, wenn die Schlafperiode, zum Beispiel bei beruflichen Belastungen, über längere Zeit freiwillig reduziert wird. RLS-Patienten sind in vergleichbarer Weise einem Schlafmangel ausgesetzt und können demnach auch unter ähnlichen Symptomen leiden. Fehlleistungen am Arbeitsplatz, Konflikte in Familie und Partnerschaft sowie Unfälle am Arbeitsplatz und im Straßenverkehr sind die möglichen Folgen eines chronischen Schlafmangels.

ZUSAMMENFASSUNG

Schlafentzug und Depression hängen eng zusammen: Einerseits sind Schlafstörungen ein typisches Anzeichen für eine depressive Erkrankung, andererseits können Symptome, wie depressive Verstimmung, Antriebsmangel und Gereiztheit, auch die Folge eines Schlafmangels sein. Bei Depression ist es wichtig, ärztliche Hilfe aufzusuchen und sich helfen zu lassen.

Diagnose

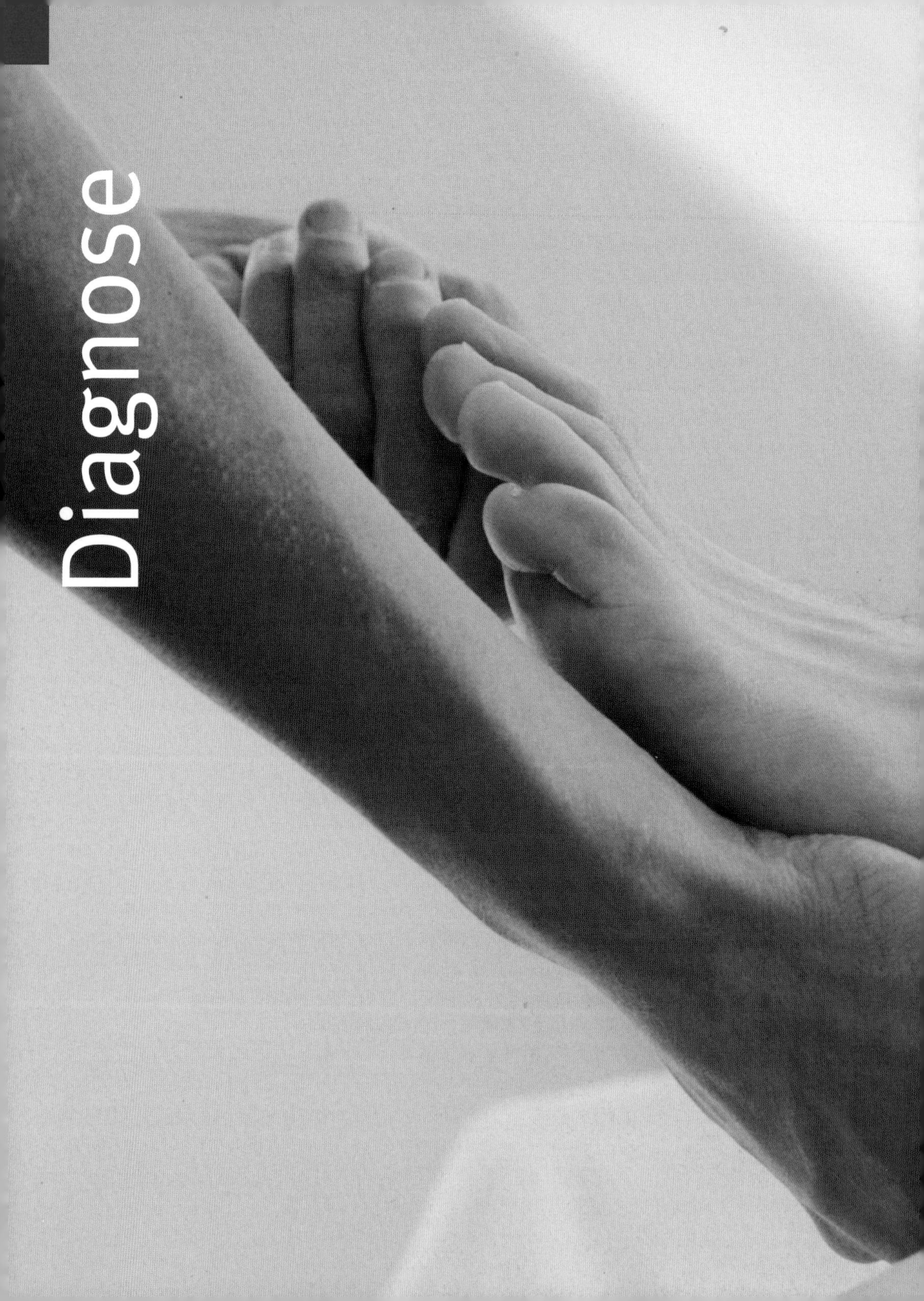

Wie wird ein RLS diagnostiziert?

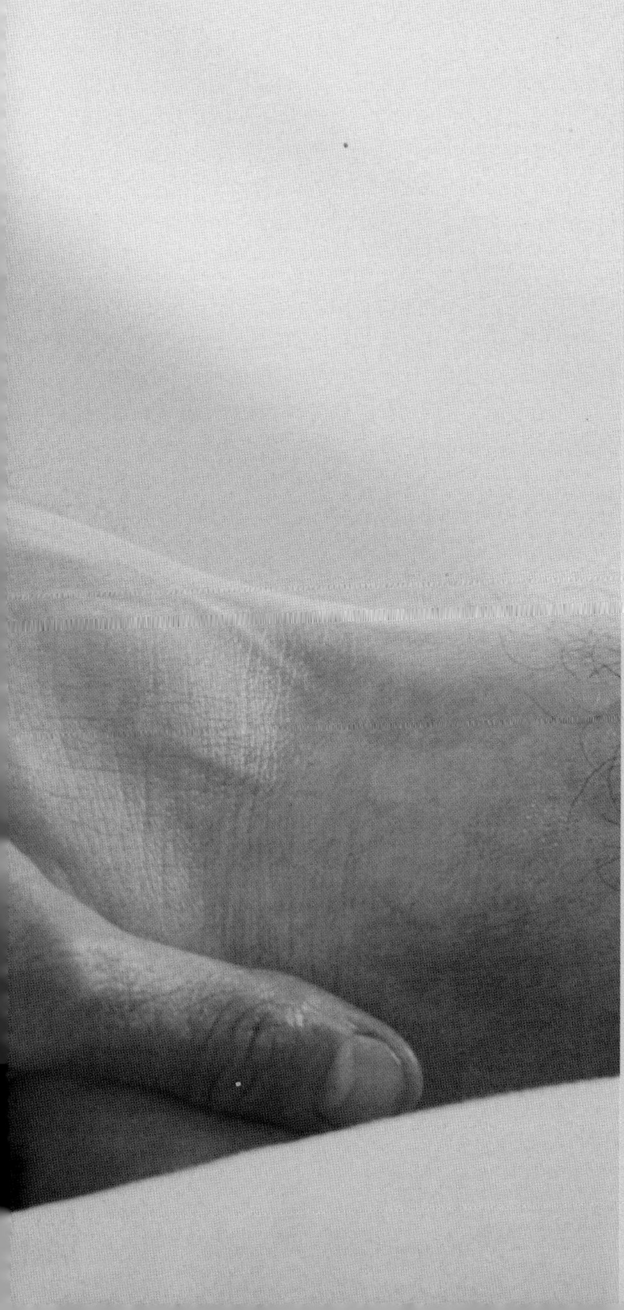

Es gibt ganz typische Symptome für ein RLS. Daher kann oft schon der Betroffene selbst erkennen, ob er an dieser Erkrankung leidet. In diesem Kapitel finden Sie Fragebögen und Checklisten, die Ihnen die Selbstdiagnose und Einstufung ermöglichen. Und es erläutert die weiteren Untersuchungsmethoden, die der Arzt anwendet.

Selbstdiagnose und Diagnose durch den Arzt

Die Diagnose eines RLS ergibt sich ausschließlich aus dem Beschwerdebild, das heißt der Arzt kann die Diagnose RLS aus der Schilderung der Beschwerden durch den Patienten stellen. Er ist nicht auf technische Untersuchungen, wie spezielle Röntgen- oder Laboruntersuchungen, angewiesen.

Der Arzt erkennt ein RLS an den folgenden vier Symptomen:

- **Bewegungsdrang der Gliedmaßen:** Die meisten Patienten beschreiben Missempfinden ausschließlich an den Beinen. Seltener werden auch die Arme erfasst. Diese Missempfindungen sind vielgestaltig. Häufig sind Beschreibungen wie ziehend, reißend, prickelnd, krampfartig, juckend. Meist werden die Missempfindungen in der »Tiefe« lokalisiert. Die Folge dieser Missempfindungen ist ein Bewegungsdrang der betroffenen Gliedmaßen.
- **Motorische Unruhe:** Der RLS-Kranke bewegt sich im Wachzustand, um seine Missempfindungen zu mindern. Dies kann Umhergehen in der Wohnung, Auf-der-Stelle-Treten, Kniebeugen, Zappeln mit den Beinen und anderes sein. Der Bewegungsdrang selbst ist unwillkürlich, das heißt der RLS-Kranke fühlt sich zur Bewegung gezwungen, kann aber immer willentlich entscheiden, welche Bewegungen er ausführt.
- **Die Symptome verschlechtern sich oder treten nur in Ruhe auf,** wie beim Liegen, Sitzen etc. Die Symptome werden teilweise und vorübergehend durch körperliche Aktivität reduziert. In der Ruhephase bemerkt der RLS-Kranke, wie sich Beschwerden innerhalb einer Zeitspanne von wenigen Minuten bis zu einer halben Stunde entwickeln.
- **Die Symptome verschlechtern sich am Abend oder in der Nacht.** Die RLS-Erkrankung scheint an die »innere Uhr« gebunden zu sein. Entsprechend sind die Beschwerden über den Tagesverlauf hinweg unterschiedlich ausgeprägt.

INFO

Wissenschaftlich formulierte Kriterien zur Diagnose eines RLS

Diagnostische Kriterien der »International Restless Legs Study Group« (Walters 1995).

Minimalkriterien, die alle vorliegen müssen:

- Bewegungsdrang, üblicherweise in Verbindung mit Missempfindungen
- Bewegungsunruhe
- Beschwerden verschlimmern sich oder bestehen ausschließlich in Ruhe (beispielsweise im Liegen oder Sitzen) mit zumindest teil- und zeitweiser Erleichterung bei Bewegung
- Beschwerden sind schlimmer am Abend und/oder in der Nacht

Weitere Kriterien, die vorliegen können:

- Schlafstörungen und ihre Folgen
- periodische Gliedmaßenbewegungen

Krankheitsverlauf:

- Erkrankungsbeginn in jedem Alter möglich
- tägliches oder nur gelegentliches Auftreten
- die meisten schwer betroffenen Patienten sind in mittlerem Alter oder älter
- Beschwerden im Krankheitsverlauf gleich bleibend oder zunehmend
- Beschwerden sind meist chronisch anhaltend, aber längere Zeiten der Rückbildung möglich

Vererbung:

- Manchmal weitere RLS-Erkrankungen in der Blutsverwandtschaft

Das Beschwerdebild ist so typisch, dass der erfahrene Arzt meist direkt aus der Schilderung der Symptome die Diagnose »Restless-Legs-Syndrom« stellen kann. Um jedoch andere Erkrankungen mit ähnlichen Symptomen auszuschließen, muss stets eine ausführliche medizinische Untersuchung erfolgen und die Krankengeschichte in die Beurteilung mit einbezogen werden.

Wie Sie ein RLS bei sich selbst erkennen

Mit der auf der nächsten Seite folgenden Checkliste der »Deutschen Restless Legs Vereinigung« können Sie überprüfen, ob bei Ihnen eventuell ein RLS besteht.

Checkliste

Leiden Sie an RLS?

Checkliste RLS der »Deutschen Restless Legs Vereinigung«, München

Wenn Sie mehr als zwei der folgenden zehn Fragen mit Ja beantworten, sollten Sie mit einem Arzt über Ihre Beschwerden sprechen. Es besteht dann die Möglichkeit eines RLS. Ihr Arzt kann klären, ob Sie tatsächlich daran leiden. Möglicherweise kann Ihnen Ihr Hausarzt bereits helfen oder er wird Sie an einen Neurologen überweisen.

1. Leiden Sie in Ruhe (Fernsehen, Theater, Flugreisen usw.) unter unangenehmen bis qualvollen Missempfindungen wie Ziehen, Jucken, Reißen oder Kribbeln in Beinen oder Armen? Ja ○ Nein ○
2. Werden Sie in solchen Situationen durch einen unstillbaren Bewegungsdrang zum Aufstehen und Umhergehen gezwungen? Ja ○ Nein ○
3. Sind diese Beschwerden durch aktive Bewegung, kalte Fußbäder, Massagen oder Ähnliches vorübergehend zu lindern oder zu beseitigen? Ja ○ Nein ○
4. Haben Sie keine oder kaum Beschwerden, solange Sie in Bewegung sind? Ja ○ Nein ○
5. Bemerken Sie eine Zunahme der Beschwerden abends oder nachts? Ja ○ Nein ○
6. Leiden Sie unter Ein- und/oder Durchschlafstörungen? Ja ○ Nein ○
7. Fühlen Sie sich tagsüber häufig müde, abgespannt und erschöpft? Ja ○ Nein ○
8. Verhindern die Beschwerden in den Beinen auch tagsüber die ersehnte Ruhe und fühlen Sie sich durch die Beschwerden in Ihren sozialen Aktivitäten eingeschränkt (zum Beispiel Verzicht auf Kino- und Konzertbesuche, Vermeiden von längeren Flugreisen)? Ja ○ Nein ○
9. Gibt es jemanden in Ihrer Verwandtschaft, der über ähnliche Beschwerden klagt? Ja ○ Nein ○
10. Bemerkt Ihr Partner nachts häufig unwillkürliche »Zuckungen« Ihrer Beine und Füße während Sie schlafen? Ja ○ Nein ○

Checkliste

Checkliste für den Arztbesuch

Welche Untersuchungen sind zur Diagnose eines RLS erforderlich?

Günstig ist es, wenn Sie beim ersten Arztbesuch wegen eines RLS-Verdachts einige wichtige Informationen parat haben. Dies sind insbesondere eine Liste der eingenommenen Medikamente, eine Schilderung Ihres Schlafverhaltens durch den Bettpartner und die Angabe, ob Blutsverwandte unter ähnlichen Beschwerden leiden.

✓ **Krankengeschichte:**

Ausführliche Erhebung des Beschwerdebilds, der Vorgeschichte mit Medikamenteneinnahme und von weiteren Erkrankungen in der Familie. Eventuell auch Befragung des Partners.

✓ **Körperliche Untersuchung:**

Sollte die neurologische Untersuchung Hinweise auf eine Polyneuropathie (siehe Seite 48 ff.) ergeben, elektrophysiologische Untersuchung mit Bestimmung der Nervenleitgeschwindigkeit und Elektromyographie durch den Neurologen.

✓ **Schlaflabor-Untersuchung:**

Diese ist nur bei diagnostischer Unsicherheit erforderlich. Kinder mit RLS-Verdacht werden jedoch grundsätzlich im Schlaflabor untersucht.

✓ **Laboruntersuchungen:**

Blutuntersuchungen, um der Möglichkeit eines Eisenmangels bzw. einer Niereninsuffizienz nachzugehen.

✓ **Als Information für Ihren behandelnden Arzt:**

- rotes Blutbild mit Hämoglobin, Ferritin, Transferrin und Serumeisen
- Nierenwerte: Harnstoff, Kreatinin
- bei entsprechendem klinischem Verdacht: Diabetes-Diagnostik (ggf. auch Glukosetagesprofil, HbA_{1c}, Glukosebelastungstest), Schilddrüsenwerte (TSH, periphere Schilddrüsenhormone), Serumkonzentrationen von Vitamin B12, Homocystein, Folsäure und Magnesium.

Diagnose

Sekundäres RLS: Die Symptome sind Folge einer anderen Erkrankung.

Wichtig ist, dass das Auftreten von Restless-Legs-Beschwerden auch Ausdruck von anderen Erkrankungen sein kann. Beispielsweise ist bekannt, dass das RLS im Rahmen einer fortgeschrittenen Störung der Nierenfunktion oder auch bei Eisenmangel auftreten kann. Man spricht dann von sekundären Restless-Legs-Syndromen. In diesen Fällen müssen die Grunderkrankungen gezielt behandelt werden, wobei dann auch die RLS-Beschwerden zurückgehen.

Weiterhin können einige Erkrankungen ein Beschwerdebild hervorrufen, das gelegentlich an die Symptome eines RLS erinnert. Bestehen solche diagnostischen Unsicherheiten, sind weitergehende Untersuchungen, wie beispielsweise eine Untersuchung im Schlaflabor, erforderlich.

Ein bestehendes RLS kann durch äußere Faktoren verstärkt werden. Zum Beispiel durch:

- bestimmte Medikamente,
- Koffein,
- Alkohol,
- Wärme,
- berufliche und familiäre Belastungssituationen.

Schlafstörungen können auch viele andere Ursachen haben.

Keineswegs ist jede Schlafstörung auf ein RLS zurückzuführen. Häufige andere Ursachen sind beispielsweise eine Depression oder eine nächtliche Störung der Atmung. Der erfahrene Arzt wird dies rasch erkennen. Gelegentliche Schlafstörungen, wie in einer belastenden Lebenssituation, gehören zum normalen Leben. Auch kennen wir alle die innerliche Unruhe am Abend vor wichtigen Prüfungen.

ZUSAMMENFASSUNG

Es gibt typische Symptome, die auf ein RLS hindeuten. Anhand der RLS-Checkliste können Sie selbst feststellen, ob bei Ihnen möglicherweise ein RLS besteht. Falls ja, ist auf jeden Fall ein Arztbesuch erforderlich. Sie können sich an Ihren Hausarzt oder eventuell direkt an einen Neurologen wenden. Die Checkliste für den Arztbesuch zählt auf, welche Informationen der Arzt beim ersten Gespräch von Ihnen benötigt und welche Untersuchungen erforderlich sein könnten.

Was passiert bei der Untersuchung im Schlaflabor?

Wir verbringen zirka ein Drittel unseres Lebens schlafend und manche Erkrankungen zeigen sich auch nur im Schlaf. Daher ist die Aufzeichnung von Körperfunktionen, wie Atmung, Herzschlag, Hirnströme, des schlafenden Patienten für die Diagnose einiger Krankheiten entscheidend. Dies geschieht in einem Schlaflabor (Abb. 2a).

Wie wird der Schlaf untersucht?

Durch die Verkabelung im Schlaflabor wird der Patient nicht behindert.

Die Untersuchung im Schlaflabor ist harmlos und wird im Allgemeinen auch nicht als unangenehm empfunden, obwohl für die Untersuchung am Abend eine ganze Reihe von Elektroden und Messaufnehmern am Körper des Patienten befestigt werden. Diese Verkabelung geschieht mit Pflasterstreifen beziehungsweise mit hautfreundlichen Spezialklebern und dauert 30 bis 60 Minuten. Die Prozedur wird von einigen Patienten bereits als entspannend empfunden und stimmt sie

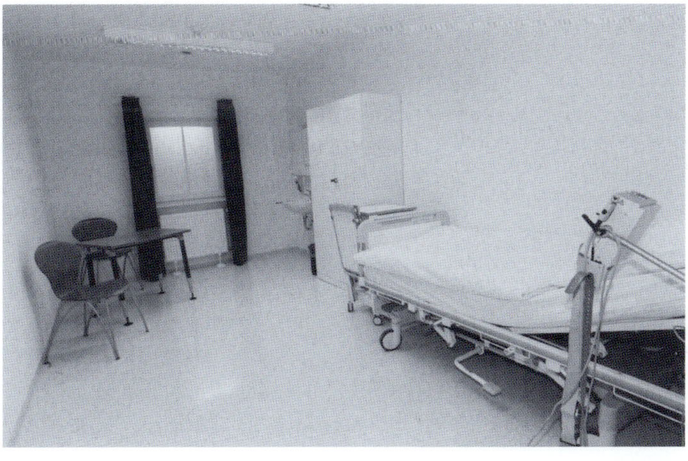

Abb. 2a: Blick in einen Patientenraum im Schlaflabor des Max-Planck-Instituts für Psychiatrie in München. Das Labor ist so gestaltet, dass der Schläfer nicht durch äußere Einflüsse, wie Lärm oder Tageslicht, gestört wird. Das »Fenster« an der Rückwand ist lediglich eine Attrappe. Die meisten Schlaflabore sind ähnlich gestaltet.

> **INFO**
>
> **Kann man im Schlaflabor mit der Verkabelung überhaupt schlafen?**
>
> Diese Frage wird häufig gestellt. Der Begriff »Labor« verleitet zur fälschlichen Annahme eines technisch kalten und grell beleuchteten Raums. Entgegen dieser Vorstellung zeichnen sich viele Schlaflabore durch eine freundliche, Schlaf fördernde Atmosphäre aus und verfügen über ansprechend möblierte Schlafräume. Die technische Ausrüstung befindet sich in einem separaten Raum, in dem sich auch das schlafmedizinische Personal während der Nacht aufhält. Die Elektrodenkabel sind ausreichend lang, sodass die Bewegungsfreiheit des Patienten kaum eingeschränkt ist.

auf den nachfolgenden Schlaf ein. Die Kabel sind ausreichend lang und die Hautbefestigungen so sicher, dass der Patient sich auch im Bett drehen und bewegen kann, ohne die Aufzeichnungen zu gefährden. Auch die unwillkürlichen Bewegungen im Schlaf werden durch die Verkabelung nicht behindert.

In einem benachbarten Raum kontrolliert eine Nachtwache den Schlafenden und überprüft die Aufzeichnungen (Abb. 2b). Eine direkte Verständigung zwischen Patient und Nachtwache ist meist durch eine Gegensprechanlage gewährleistet. Die Nachtwache kann den Patienten meist durch das Lösen einer einzigen Steckverbindung rasch von der Verkabelung »befreien«, falls dieser beispielsweise die Toilette aufsuchen möchte. An den mittels Elektroenzephalogramm (EEG) abgeleiteten Hirnströmen erkennt die Nachtwache, ob der Patient schläft oder wacht. Oft erfolgt auch eine Überwachung des Schlafenden mit einer Infrarotkamera.

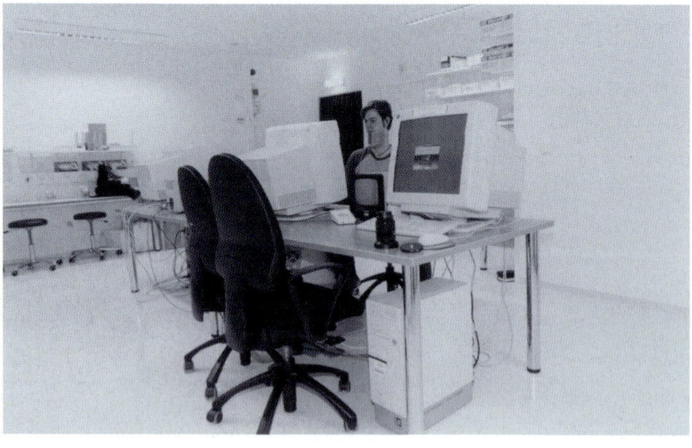

Abb. 2b: An die Schlafräume ist ein Raum für die Nachtwache angeschlossen, die während der gesamten Nacht die Patienten unter Beobachtung hat. Die Aufzeichnung der Schlafdaten und deren Auswertung erfolgt computerisiert.

Wie empfinden RLS-Patienten die Nacht im Schlaflabor?

Obwohl die Untersuchungen den Schlafenden eigentlich kaum behindern, empfinden einige RLS-Patienten die Nacht im Schlaflabor aber dennoch fast als Tortur. Obwohl die Verkabelung rasch gelöst werden kann, können sie sich natürlich nicht ganz so frei und spontan bewegen wie zu Hause. Diese Einschränkung reicht bei einigen RLS-Patienten offensichtlich aus, um die Bewegungsimpulse als besonders unangenehm zu empfinden.

Subjektiv wird die Nacht im Schlaflabor aber oft als unangenehm empfunden.

AUS DEM LEBEN

»Meine Nächte im Schlaflabor«

Bericht einer 45-jährigen RLS-Patientin:

»Meine beiden Nächte im Schlaflabor sind mir nicht in bester Erinnerung. Aus welchen Gründen auch immer, zweifelte mein Neurologe an der Diagnose RLS. Es hat vermutlich daran gelegen, dass mir Restex kaum geholfen hat und mir nach der Einnahme von Parkotil extrem übel wurde. Leider hat es dann acht Wochen gedauert, bis ich in der Uniklinik einen ambulanten Termin hatte. Vier weitere Wochen musste ich dann auf die Krankenhausaufnahme warten. Das waren dann fünf Tage in der Klinik – darunter zwei Nächte im Schlaflabor. Die Untersuchung erfolgte ohne Medikamente.

Vom Labor war ich angenehm überrascht – fast wie im Hotel –, obwohl alles etwas nach Krankenhaus roch. Die Nachtwache, eine Medizinstudentin, war ausnehmend nett. Zirka 60 Minuten hat das Verkabeln vor der Untersuchung gedauert. Dabei haben wir uns über Gott und die Welt unterhalten. Nach dem »Licht aus« im abgedunkelten Labor war es dann aber sehr unangenehm. Wohl durch die Aufregung hatte ich besonders intensive RLS-Beschwerden. Aufstehen war mir alleine, ohne Lösen der Kabelverbindungen, aber nicht möglich. Ich hatte aber anfangs große Hemmungen, die Nachtwache wegen meiner Beschwerden zu stören. Sie lernte im Nebenraum für ihr Examen. Nach einer Stunde habe ich dann doch geklingelt und bin ausführlich auf Toilette gegangen. Das hat sich die ganze Nacht so durchgezogen. Insgesamt war es schrecklich. Trotzdem habe ich dann noch die zweite Nacht durchgehalten.

Dann habe ich noch einige Wochen auf den Befund gewartet. Nun hatte ich aber meine Erkrankung schwarz auf weiß: Im Laborbericht hieß es: ›Es zeigte sich ein deutlich fragmentierter Schlaf mit einer stark erhöhten Anzahl von Arousals und verminderter Schlafdauer und -effizienz durch periodische Beinbewegungen. Insgesamt schlafpolygraphisch schweres RLS.‹ Seither zweifelt niemand mehr an meiner Diagnose. Die Medikation wurde dann angepasst, und ich kann jetzt halbwegs wieder zur Ruhe kommen. Insofern hat sich das Schlaflabor doch sehr gelohnt.«

Objektive Ergebnisse bringen Klarheit über die Erkrankung.

Die meisten RLS-Patienten kommen jedoch mit der Untersuchungssituation im Schlaflabor gut zurecht. Zudem bedeutet die Schlaflaboruntersuchung für RLS-Patienten auch eine große Chance, da diese erlaubt, die Störung des Schlafes zu dokumentieren. So wird aus dem subjektiven Beschwerdebild eine objektiv belegbare Erkrankung.

Der »Effekt der ersten Nacht«

Die erste Nacht zur Gewöhnung, die zweite zur Untersuchung.

Häufig erfolgt die Untersuchung an zwei aufeinander folgenden Nächten. Bekanntlich schläft man in einem fremden Bett anders, als in der gewohnten Schlafumgebung. Das kennen die meisten beispielsweise von der ersten Urlaubsnacht im fremden Hotelbett. Dieser »Effekt der ersten Nacht« ist in der gänzlich ungewohnten Atmosphäre des Schlaflabors verständlicherweise besonders ausgeprägt. Von den beiden Nächten im Schlaflabor dient daher die erste Nacht der Eingewöhnung und die zweite Nacht ist die eigentliche Untersuchungsnacht, deren Ergebnisse zur Diagnosestellung herangezogen werden.

Was wird aufgezeichnet?

Im Schlaflabor werden unterschiedliche Körperfunktionen aufgezeichnet. Um zu erfassen, ob jemand schläft und in welchem Schlafstadium er sich befindet, sind drei Messgrößen erforderlich und zwar

- das Hirnstromkurvenbild (EEG: Elektroenzephalogramm),
- die Augenbewegungen (EOG: Elektrookulogramm) und
- die Muskelaktivität (EMG: Elektromyogramm).

Die Ableitung dieser Messgrößen erfolgt mit Hautelektroden (Abb. 3). Bei Übergang zwischen Wach- und Schlafzustand ändert sich das Hirnstromkurvenbild. In Abhängigkeit vom EEG werden mehrere Schlafstadien unterschieden: die Schlafstadien 1 bis 4 und als weiteres Schlafstadium der so genannte REM-Schlaf.

Die Atmung ist eine wichtige Messgröße

Da Störungen der Atmung im Schlaf sehr häufig sind, wird diese während der Schlaflaboruntersuchung genau registriert. Dazu werden verschiedene Messaufnehmer eingesetzt, die die Atmung erfassen:

- Temperaturfühler zur Registrierung des Atems. Dieser Messfühler wird zwischen Mund und Nase befestigt. Er

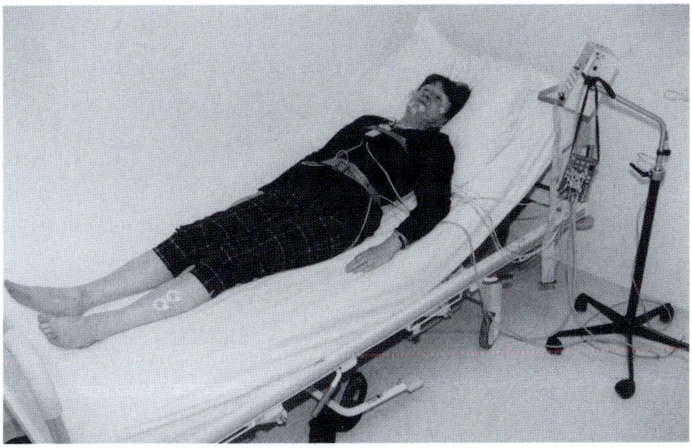

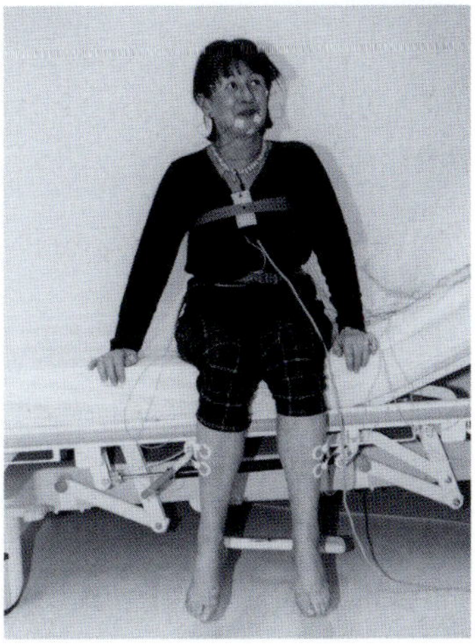

Abb. 3: Lage der Elektroden und Messaufnehmer am Patienten im Schlaflabor. Deutlich sind im Gesichtsbereich die Elektroden zur Aufzeichnung der Augenbewegungen und der Muskelaktivität im Kinnbereich zu erkennen. Im Bereich des Kopfhaars liegen die Elektroden zum Messen der Hirnströme (EEG = Elektroenzephalogramm). Häufig wird auch ein kleiner zwischen Mund und Nase liegender Temperaturfühler eingesetzt, der den Atemfluss registriert. Mit um den Brustkorb bzw. Bauch liegenden Gürteln werden die Atembewegungen festgestellt. Besonders wichtig beim RLS ist die Aufzeichnung der Beinbewegungen während des Nachtschlafs, was mittels Elektroden an den Schienbeinen geschieht.

Der REM-Schlaf wird auch als Traumschlaf bezeichnet.

WISSEN

Die unterschiedlichen Schlafstadien

Das Schlafstadium 1 stellt den Übergang zwischen Wachen und Schlafen dar. Den überwiegenden Anteil des Nachtschlafes verbringen wir im Schlafstadium 2. Die Schlafstadien 3 und 4 werden zum Tiefschlaf zusammengefasst. Der **REM-Schlaf** zeichnet sich durch rasche Augenbewegungen (englisch »rapid eye movements« = REM) unter den geschlossenen Augenlidern und durch eine maximale Muskelerschlaffung aus. Im REM-Schlaf zeigt sich ein Hirnstromkurvenbild, das an den Wachzustand erinnert. Wir träumen wahrscheinlich insbesondere im REM-Schlaf, weshalb gelegentlich der REM-Schlaf auch als Traumschlaf bezeichnet wird. Die Schlafstadien 1–4 werden auch als **Non-REM-Schlaf** zusammengefasst und so vom REM-Schlaf abgegrenzt (Abb. 4 u. 6).

misst den Temperaturunterschied zwischen der kalten eingeatmeten Raumluft und der warmen Luft beim Ausatmen aus der Lunge.

- Mikrofon, mit dem Schnarchgeräusche aufgezeichnet werden.
- Messfühler an einem Finger oder am Ohrläppchen, mit dem die Sauerstoffsättigung des Blutes durch die Haut gemessen wird.
- Dehnungsgürtel um Brustkorb und Bauch, mit denen die Atembewegungen aufgezeichnet werden.
- EKG (Elektrokardiogramm) zur Aufzeichnung der Herzströme.

Auch die Beinbewegungen werden aufgezeichnet

Die periodischen Beinbewegungen in der Nacht verhindern einen erholsamen Tiefschlaf, obwohl sie der Betroffene oft gar nicht bemerkt.

Diagnostisch wichtig beim RLS sind die periodischen Beinbewegungen, die nachts auftreten können. Elektroden, die am rechten und linken Fußhebermuskel an den Schienbeinen befestigt werden, zeichnen dazu die Muskelimpulse auf. Viele

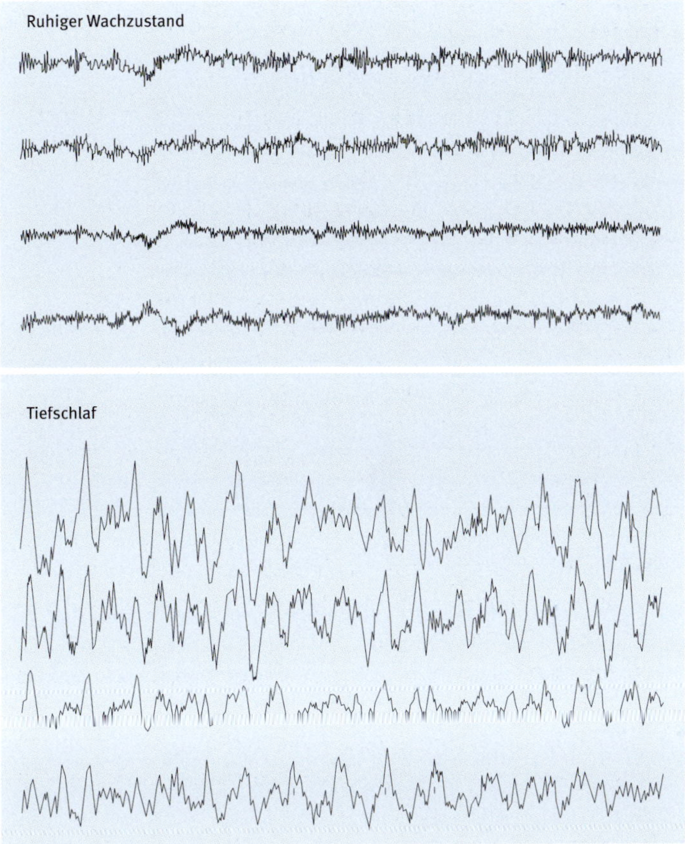

Abb. 4: Einfluss des Schlafes auf das Hirnstromkurvenbild. Dargestellt ist das Hirnstromkurvenbild im ruhigen Wachzustand und im Tiefschlaf.

RLS-Patienten leiden unter diesen **unbewussten Beinbewegungen.** Der Patient selber bemerkt sie meist gar nicht, allerdings können sie zu **Weckreaktionen** führen: Dabei wird der Schläfer meist nicht ganz wach, aber er kann auch nicht in den erholsamen Tiefschlaf fallen, wie Abb. 5 und 6 zeigen. Bildlich gesprochen, schafft es der Schläfer immer nur bis zum Schlafstadium 2, was einem mitteltiefen Schlaf entspricht, bevor ihn die unbewussten Beinbewegungen wieder auf Stadium 1 zurückwerfen beziehungsweise ganz wach machen. Medizinisch werden diese Weckreaktionen, die der Schläfer selbst nicht wahrnimmt, als **»Arousal«** bezeichnet.

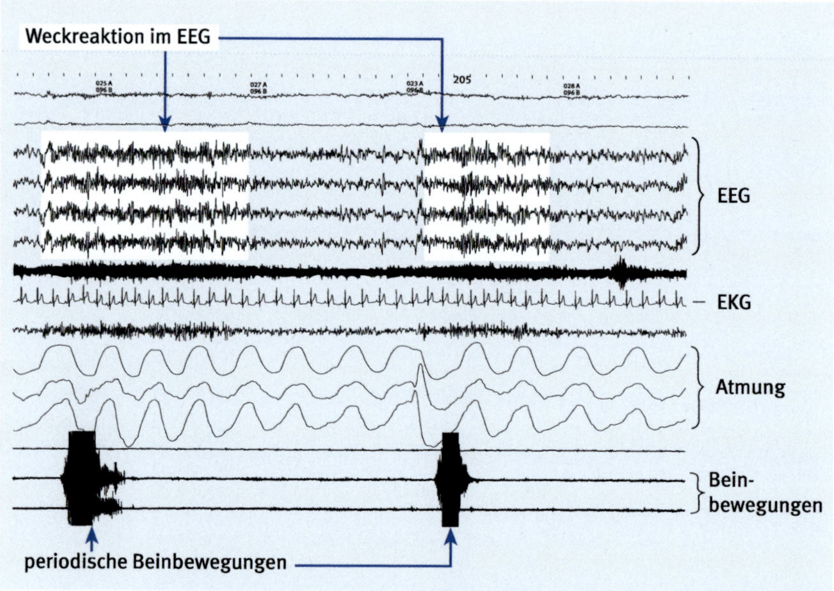

Abb. 5: Wirkung der periodischen Beinbewegungen beim RLS auf den Schlaf. Bei diesem RLS-Patienten kommt es zirka alle 20 Sekunden zu Beinbewegungen. Im Hirnstromkurvenbild (EEG) zeigt sich jeweils eine mit diesen Beinbewegungen auftretende Weckreaktion. Diese Weckreaktionen stören den normalen Schlafablauf (s. a. Abb. 6). Die Schlafqualität wird vermindert mit der Folge einer vermehrten Müdigkeit während der Tagesstunden. EKG = Elektrokardiogramm, elektrische Herzaktivität.

Allgemein treten diese periodischen Gliedmaßenbewegungen in den Beinen und nur ausnahmsweise in den Armen auf. Diese Bewegungen zeigen sich, wie der Name sagt, in regelmäßigen, also periodischen, Abständen. Häufig findet man einen Abstand von zirka 20–30 Sekunden zwischen den einzelnen Bewegungen, wobei es zur Streckung der großen Zehen teilweise verbunden mit einer Beugung der Fußgelenke, der Knie- und Hüftgelenke kommt.

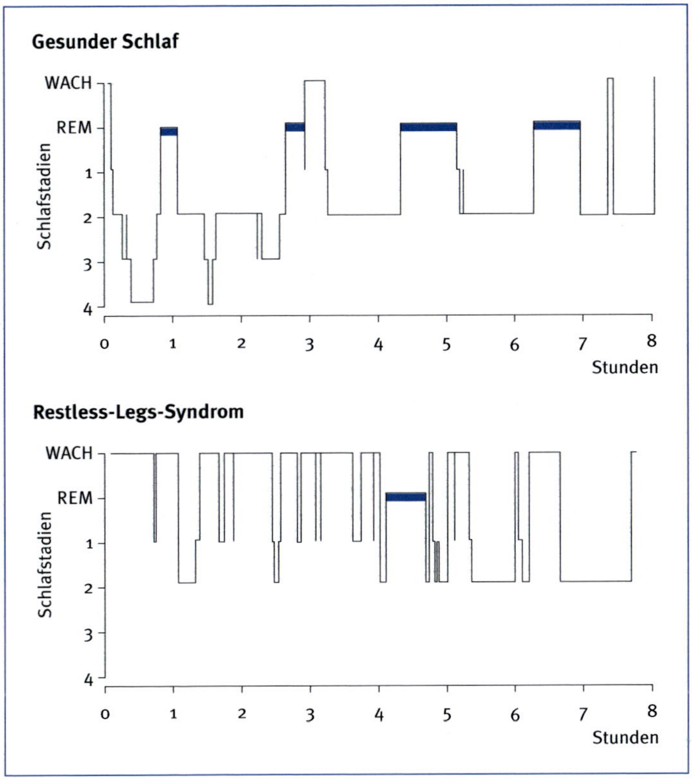

Abb. 6 oben: Darstellung der Schlafphasen während des achtstündigen Nachtschlafes eines Gesunden. Über die Einschlafphase (Schlafstadium 1) und das Schlafstadium 2 wird schließlich der Tiefschlaf (Schlafstadien 3 und 4) erreicht. Zum REM-Schlaf kommt es erstmals nach 60–90 Minuten Schlaf (REM = Rapid Eye Movements). Meist werden in einer Nacht diese Schlafzyklen drei- bis viermal durchlaufen. Zum Tiefschlaf kommt es vorwiegend in der ersten Nachthälfte, während der Anteil des REM-Schlafs in der zweiten Nachthälfte zunimmt.
unten: Die normale Struktur des Schlafes ist beim RLS zerstört. Der Anteil des Tief- und REM-Schlafs ist durch immer wiederkehrende Weckimpulse reduziert. Im vorliegenden Fall wurde der Tiefschlaf gar nicht erreicht. Die Schlafqualität ist damit beim RLS deutlich vermindert mit der Folge einer vermehrten Tagesmüdigkeit. Ursache der Schlafstörung sind Weckreaktionen durch die unwillkürlichen periodischen Beinbewegungen.

Wann treten die periodischen Beinbewegungen auf?

Die Beinbewegungen kommen hauptsächlich während des Non-REM-Schlafs vor.

Die Bewegungen verteilen sich nicht gleichmäßig über den Nachtschlaf, sondern häufen sich während des Non-REM-Schlafs in der ersten Nachthälfte. Im REM-Schlaf kommen sie dagegen selten vor. Durch den Verlust der Muskelspannung, der im REM-Schlaf die Körpermuskulatur in einen Ruhezustand versetzt, werden wir daran »gehindert«, unsere Träume auszuleben. Dieser lähmungsähnliche Zustand im Traumschlaf scheint auch die periodischen Gliedmaßenbewegungen beim RLS zu verhindern.

Die periodischen Beinbewegungen können den Schlaf auf unterschiedliche Weise beeinträchtigen. Manchen RLS-Patienten fällt das Einschlafen besonders schwer, andere haben eher Durchschlafprobleme. Die periodischen Gliedmaßenbewegungen sind häufig von außen kaum merklich, sie können aber auch so ausgeprägt sein, dass sie für den Bettpartner des RLS-Kranken zum Problem werden. Die Bettpartner werden dann nächtlich immer wieder und gelegentlich auch massiv vom RLS-Kranken »gekickt«.

Einschlafzuckungen sind normal

Normale Einschlafzuckungen haben nichts mit RLS zu tun.

Die periodischen Gliedmaßenbewegungen sind von Einschlafzuckungen (medizinisch: Einschlafmyoklonien) zu unterscheiden, die auch der Gesunde gelegentlich in der Einschlafphase als plötzliches und blitzschnelles Zusammenzucken erlebt. Solche Einschlafzuckungen sind normal und beeinträchtigen den Schlaf nicht.

Auch bei Menschen ohne RLS nehmen periodische Beinbewegungen mit dem Alter zu.

Die periodischen Beinbewegungen können auch bei Menschen auftreten, die nicht am Restless-Legs-Syndrom leiden. Dabei steigt die Häufigkeit periodischer Gliedmaßenbewegungen im Schlaflaborbefund mit zunehmendem Alter: Bei Personen unter 30 Jahren kommt dieser Befund selten vor. Er zeigt sich bei 5% der 30–50-Jährigen, bei 25% der 50–65-Jährigen und bei 44% der über 65-Jährigen. Periodische Beinbewegungen sind also keineswegs ein Schlaflaborbefund der ausschließlich bei RLS-Kranken beobachtet wird.

Die Auswertung kann lange dauern

Die Auswertung der Aufzeichnungen aus der Schlaflabor-Untersuchung, die so genannte Schlafpolygraphie, geschieht heute meist mithilfe des Computers. Vor Einführung dieser computerisierten Auswertesysteme mussten Papierkurven von einer Länge von bis zu 300 Metern (!) von Hand ausgewertet werden. Trotz des Computers ist auch heute mit modernen Systemen die Auswertung zeitaufwändig und recht mühsam. Es können deshalb durchaus einige Wochen vergehen, bis das Ergebnis der Schlaflabor-Untersuchung schriftlich vorliegt und besprochen werden kann.

INFO

Was ist bei der Einnahme von Medikamenten während einer Schlaflaboruntersuchung zu beachten?

Falls Sie Medikamente einnehmen, sollten Sie Ihren Arzt unbedingt darüber informieren. Manche Medikamente beeinflussen den Schlaf und können so die Untersuchungsergebnisse verfälschen. Manchmal müssen Medikamente vor der Schlaflaboruntersuchung abgesetzt werden, um mögliche Medikamenteneffekte zu vermeiden. Setzen Sie jedoch niemals Medikamente eigenmächtig ab, sondern nur nach ärztlicher Rücksprache. Konsumieren Sie am Tag vor der Schlaflaboruntersuchung keinen Kaffee oder Alkohol.

ZUSAMMENFASSUNG

Im Schlaflabor werden u.a. die Hirnströme, die Augenbewegungen, die Atmung und die Beinbewegungen des Schläfers aufgezeichnet. An den Daten kann der Arzt erkennen, wie tief der Schlaf ist und welche Störungen den Schlaf behindern. Bei RLS-Patienten treten zum Beispiel periodische Beinbewegungen auf, die der Patient selbst nicht bemerkt, die aber die Schlafqualität erheblich beeinflussen können.

Wie ausgeprägt ist mein RLS?

Die »International RLS Study Group« hat einen Fragebogen vorgeschlagen, mit dem Sie die Ausprägung Ihres RLS bestimmen können und der hier auf Deutsch und leicht modifiziert wiedergegeben wird (nach Henning 2001).

1. Wie beurteilen Sie Ihre RLS-Beschwerden in Beinen oder Armen insgesamt?	
4	sehr stark
3	stark
2	mäßig
1	gering
0	nicht vorhanden

2. Wie stark empfinden Sie insgesamt den Zwang, sich im Rahmen des RLS bewegen zu müssen?	
4	sehr stark
3	stark
2	mäßig
1	gering
0	nicht vorhanden

3. Wie stark bessern sich Ihre RLS-Beschwerden in Armen und Beinen durch Bewegung?	
4	sehr stark
3	stark
2	mäßig
1	gering
0	keine Beschwerden, Frage nicht zutreffend

4. Wie ausgeprägt sind Ihre RLS-bedingten Schlafstörungen?	
4	sehr stark
3	stark
2	mäßig
1	gering
0	nicht vorhanden

5. Wie ausgeprägt ist Ihre RLS-bedingte Tagesmüdigkeit?	
4	sehr stark
3	stark
2	mäßig
1	gering
0	nicht vorhanden

6. Wie schwer schätzen Sie die Ausprägung Ihrer RLS-Symptome ein?	
4	sehr stark
3	stark
2	mäßig
1	gering
0	nicht vorhanden

7. Wie häufig treten bei Ihnen RLS-Beschwerden auf?	
4	an 6–7 Tagen pro Woche
3	an 4–5 Tagen pro Woche
2	an 2–3 Tagen pro Woche
1	an 1 Tag/Woche o. seltener
0	überhaupt nicht

8. Wenn bei Ihnen die Symptome des RLS auftreten, wie lange halten diese dann durchschnittlich pro Tag an?	
4	8 Stunden o. mehr pro Tag
3	3–8 Stunden pro Tag
2	1–3 Stunden pro Tag
1	weniger als 1 Std. pro Tag
0	nicht vorhanden

9. Wie stark wirken sich Ihre RLS-Symptome auf Ihre Alltagsaktivitäten beispielsweise in Familie oder Beruf aus?	
4	sehr stark
3	stark
2	mäßig
1	gering
0	überhaupt nicht

10. Wie stark wird Ihre Stimmungslage vom RLS beeinflusst, d.h. erleben Sie z.B. Verärgerung, Niedergeschlagenheit, Traurigkeit oder Gereiztheit?	
4	sehr stark
3	stark
2	mäßig
1	gering
0	nicht vorhanden

18 47 Jahre

Auswertung:
1–10 Punkte: gering ausgeprägtes RLS
11–20 Punkte: mäßig ausgeprägtes RLS
21–30 Punkte: stark ausgeprägtes RLS
31–40 Punkte: sehr stark ausgeprägtes RLS

Nach dem festgestellten Schweregrad richtet sich die Notwendigkeit einer medikamentösen Therapie. Patienten mit leichtem RLS können meist ganz auf die Einnahme eines Medikaments verzichten. Hier reichen oft Hausmittel, wie Einreibungen mit Franzbranntwein, aus. Einige RLS-Kranke sind jedoch auch auf die andauernde Einnahme von Medikamenten angewiesen. Manchmal ist sogar die Kombination von mehreren Medikamenten erforderlich, um einen ausreichenden Schlaf zu gewährleisten.

Beim leichtem RLS reichen oft Hausmittel aus.

Auch Ihre Tagesmüdigkeit können Sie mithilfe eines wissenschaftlich fundierten Fragebogens (nach Bloch 1999) bestimmen:

Fragebogen zur Tagesschläfrigkeit (»Epworth Sleepiness Scale«)

Die folgende Frage bezieht sich auf Ihr normales Alltagsleben in der letzten Zeit:

Für wie wahrscheinlich halten Sie es, dass Sie in einer der folgenden Situationen einnicken oder einschlafen würden – sich also nicht nur müde fühlen?

Auch wenn Sie in der letzten Zeit einige dieser Situationen nicht erlebt haben, versuchen Sie sich trotzdem vorzustellen, wie sich diese Situationen auf Sie ausgewirkt hätten. Benutzen Sie bitte die folgende Skala, um für jede Situation eine möglichst genaue Einschätzung vorzunehmen und kreuzen Sie die entsprechende Zahl an:

0 = würde *niemals* einnicken
1 = *geringe* Wahrscheinlichkeit einzunicken
2 = *mittlere* Wahrscheinlichkeit einzunicken
3 = *hohe* Wahrscheinlichkeit einzunicken

Auch die Auswertung dieses Fragebogens ist einfach:

Zählen Sie Ihre Punkte zusammen. Bei insgesamt acht Teilfragen könnten Sie maximal 24 Punkte erreichen. Gesunde erzielen in diesem Fragebogen insgesamt bis zu sieben Punkte.

Bei mehr als zehn Punkten ist von einer abnormen Tagesschläfrigkeit auszugehen. Falls sich dafür keine offensichtliche Ursache in Ihrem Tagesablauf findet, wäre Ihr Schlaf nicht ausreichend erholsam und Ihre Tagesmüdigkeit zu groß. Gegebenenfalls sollten Sie dann mit Ihrem Arzt sprechen.

Situation	Wahrscheinlichkeit einzunicken			
Im Sitzen lesend	0	1	2	3
Beim Fernsehen	0	1	2	3
Wenn Sie passiv (als Zuhörer) in der Öffentlichkeit sitzen (z.B. im Theater oder bei einem Vortrag)	0	1	2	3
Als Beifahrer im Auto während einer einstündigen Fahrt ohne Pause	0	1	2	3
Wenn Sie sich am Nachmittag hingelegt haben, um auszuruhen	0	1	2	3
Wenn Sie sitzen und sich mit jemand unterhalten	0	1	2	3
Wenn Sie nach dem Mittagessen (ohne Alkohol) ruhig dasitzen	0	1	2	3
Wenn Sie als Fahrer eines Autos verkehrsbedingt einige Minuten halten müssen	0	1	2	3
Summe				

Welche anderen Erkrankungen erwägt der Arzt bei der Diagnose eines RLS?

Bei Verdacht auf RLS müssen verschiedene Diagnosen bedacht werden.

Der Neurologe wird bei Verdacht auf das Bestehen eines RLS möglicherweise auch an eine Reihe weiterer Diagnosen denken. Insbesondere wenn der Effekt der gegen ein RLS gerichteten Medikamente enttäuschend ist, muss intensiv ärztlich gefahndet werden, ob die vermutete Diagnose eines RLS überhaupt zutrifft. Auch ist es möglich, dass das RLS mit einer weiteren Erkrankung mit RLS-ähnlichem Beschwerdebild vergesellschaft ist und die eingesetzten RLS-Medikamente bei dieser zweiten Erkrankung wirkungslos sind.

Es gibt Erkrankungen, die dem RLS ähneln

Da die Beschwerden bei RLS sehr charakteristisch sind, ist die Diagnose trotz vieler ähnlicher Krankheitsbilder nicht allzu schwierig.

Es ist also das Abwägen von Diagnosen erforderlich. Ärztlich spricht man von der Differenzialdiagnostik. Um es genau zu formulieren: Differenzialdiagnostik ist die Abgrenzung und Identifizierung einer bestimmten Krankheit innerhalb einer Gruppe von Erkrankungen mit ähnlichen oder gar übereinstimmenden Beschwerdebildern. Die Liste der Differenzialdiagnosen des RLS ist nicht gerade kurz und umfasst recht unterschiedliche Krankheitsbilder. Manche Erkrankungen sind häufig, wie die Polyneuropathie, andere wiederum sind sehr selten und allenfalls Spezialisten näher bekannt. Trotz dieser Liste der Differenzialdiagnosen ist die Diagnose des RLS nicht allzu schwierig. Das Beschwerdebild des RLS ist so charakteristisch, dass der erfahrene Arzt meist sicher bereits aus der Schilderung des Patienten die Diagnose eines RLS

WISSEN

Welche Diagnosen erwägt der Arzt neben dem RLS?

Das heißt die RLS-ähnlichen Beschwerden beruhen tatsächlich auf einer anderen Erkrankung.

Häufige Differenzialdiagnosen

- Polyneuropathie beispielsweise durch eine Zuckererkrankung, Niereninsuffizienz oder einen Vitamin-B12-Mangel
- Durchblutungsstörungen, arteriell oder venös
- Unruhegefühl und Einschlafstörungen bei Depression
- Karpal- oder Tarsaltunnelsyndrom. Hier sind Nerven an Hand- oder Fußwurzel im Bereich von anatomischen Engen mechanisch geschädigt
- Akathisie als Folgewirkung der Einnahme von Neuroleptika (bestimmte Medikamente aus der Psychiatrie)
- schmerzhaftes Muskelfaszikulieren (unter der Haut sichtbares Zusammenziehen von Muskelfasern)
- bei Kindern: Aufmerksamkeitsstörung/Hyperaktivität (das heißt übermäßige Aktivität)

Selten bis extrem selten, etwas für den RLS-Spezialisten

- REM-Schlaf gebundene Verhaltensstörung
- »Painful legs and moving toes« (Noch ein Anglizismus: schmerzhafte Beine und sich bewegende Zehen. Hier werden die Zehen unwillkürlich, wie Finger auf einer Klaviertastatur, bewegt)
- familiäre nächtliche Frontallappenepilepsie

stellt. Es gibt jedoch Ausnahmen: die Abgrenzung des RLS von einer Polyneuropathie und seltener zwischen RLS und Akathisie. (Diese Begriffe werden weiter unten erklärt.) Beide Abgrenzungen vom RLS können auch für den erfahrenen Arzt schwierig sein. Bei manchen Patienten ist daher eine Untersuchung im Schlaflabor erforderlich, um das diagnostische Problem zu lösen.

Was ist eine Polyneuropathie?

Die Unterscheidung einer RLS von einer Polyneuropathie ist nicht einfach zu treffen.

Das Restless-Legs-Syndrom ist nicht selten mit einer Polyneuropathie vergesellschaftet oder das Beschwerdebild einer bestehenden Polyneuropathie kann an ein RLS erinnern. Was ist denn nun eine Polyneuropathie? Wörtlich heißt dies: Erkrankung vieler Nerven. Polyneuropathie ist eine Erkrankung der peripheren Nerven, das heißt der Nerven die aus dem Rückenmark austreten und sich bis in die Finger und Zehen hinein verzweigen. Anatomisch erinnert das Bild der peripheren Nerven mit dem Nervenstamm und der zunehmenden Verästelungen an einen Baum (Abb. 7).

Feine Verästelungen werden zuerst geschädigt

Um bei diesem Bild zu bleiben: Bei Schädigung eines Baumes beispielsweise durch Wassermangel oder Umweltgifte werden zunächst die Blätter an den kleinsten Verästelungen in der Peripherie abgeworfen. So ist es auch im peripheren Nervensystem. Bei allgemeiner Schädigung der peripheren Nerven, wie bei Zuckererkrankung oder einer Niereninsuffizienz, sind die längsten Nervenfasern als erste und vorwiegend betroffen. Daher treten bei einer Polyneuropathie typischerweise zunächst Taubheitsgefühle und Missempfindungen, wie Brennen, »Ameisenlaufen« oder Kältegefühl an den Füßen und zu einem späteren Krankheitszeitpunkt auch an den Händen auf.

Polyneuropathie kann viele Ursachen haben

Das Beschwerdebild bei einer Polyneuropathie ist sehr vielgestaltig und viele Ursachen können einer Polyneuropathie zugrunde liegen. Anders als beim RLS nehmen die Polyneuro-

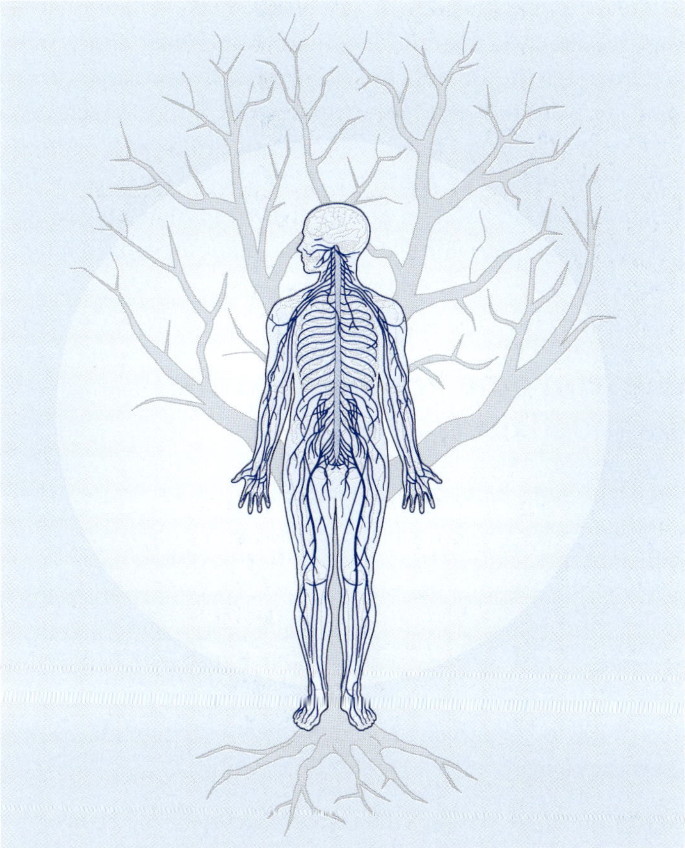

Abb. 7: Das Krankheitsbild der »Polyneuropathie« wird am Bild dieses Baumes verständlich. Anatomisch erinnert das Bild von peripheren Nerven nach ihrem Austritt aus dem Rückenmark an sich verzweigende Äste. Um bei diesem Bild zu bleiben: Bei Schädigung eines Baumes beispielsweise durch Wassermangel oder Umweltgifte werden zunächst die Blätter an den kleinsten Verästelungen in der Peripherie (= im Außenbereich) abgeworfen. So ist es auch im peripheren Nervensystem, wenn es zu einer Schädigung beispielsweise bei nicht ausreichend arbeitenden Nieren oder einer Zuckererkrankung kommt. Die längsten Nervenfasern, d. h. die Fasern zu den Füßen, sind besonders empfindlich. Deshalb kommt es bei einer Polyneuropathie typischerweise zunächst zu Missempfindungen an den Füßen, später sind oft auch die Hände betroffen.

Die Beschwerden bei Polyneuropathie nehmen im Lauf des Tages nicht eindeutig zu.

pathie-Beschwerden im Tagesverlauf nicht eindeutig zu. Manche Polyneuropathie-Patienten bemerken jedoch ihre Beschwerden in abendlichen Ruhephasen deutlicher, während sie während der Tagesstunden von ihren Symptomen abgelenkt werden. Auch können sich Polyneuropathie-Schmerzen unter der Wärme einer Bettdecke verstärken. Die Beschwerden im Rahmen einer Polyneuropathie können unerträglich werden. Bildhaft spricht man medizinisch von »Burning feet« – von brennenden Füßen.

Wie wird eine Polyneuropathie diagnostiziert?

Körperliche Untersuchung.

Der Neurologe kann aus dem Ergebnis seiner körperlichen Untersuchung, wie beispielsweise durch den Nachweis einer Reflexabschwächung, Hinweise auf das Bestehen einer Polyneuropathie erhalten. Bei der Prüfung der Reflexe »beklopft« der Neurologe bestimmte Muskelsehnen mit seinem Reflexhammer. Dadurch kommt es zum unwillkürlichen Zusammenziehen des Muskels, dem Reflex. Bei einer Polyneuropathie ist die Reflexantwort beispielsweise an der Achillessehne abgeschwächt.

Technische Untersuchungen.

Weiterhin gibt es technische Untersuchungen (die Neurographie zur Bestimmung der Nervenleitgeschwindigkeiten und die Elektromyographie zur Darstellung der Muskelströme), mit denen der Neurologe eine Polyneuropathie nachweisen kann. Solche Untersuchungsmethoden haben jedoch keineswegs eine absolute diagnostische Sicherheit.

Wer Neuroleptika einnimmt, kann unter Akathisie leiden

Akathisie ist die Unfähigkeit, ruhig zu sitzen. Sie ist eine mögliche Folge der Behandlung mit Neuroleptika, einer bestimmten Gruppe von Psychopharmaka. Folglich ist die Akathisie nur dann bei RLS-Verdacht zu erwägen, wenn eine Behandlung mit Neuroleptika durchgeführt wird. Die betroffenen Patienten beschreiben einen allgemeinen Bewegungsdrang, sie fühlen sich zum Aus-der-Haut-Fahren oder empfinden »eine innere Explosion am ganzen Körper«. Daher treten sie auf der Stelle, tippeln beim Sitzen mit den Füßen oder reiben sich häufig die Hände. Hat der Patient keine Neuroleptika eingenommen, scheidet diese Differenzialdiagnose des RLS aus.

INFO

Eine Polyneuropathie und das RLS können gemeinsam auftreten

Tückisch ist insbesondere das gemeinsame Auftreten von Polyneuropathie und RLS. Hiervon sind insbesondere Patienten mit einer Niereninsuffizienz betroffen. Die Stoffwechsellage bei Niereninsuffizienz, die Urämie, führt sowohl zum RLS als auch zur Polyneuropathie. Während das RLS im Allgemeinen sehr gut medikamentös behandelt werden kann, trifft dies auf die Polyneuropathie nicht zu. Entsprechend ist bei Patienten mit RLS und gleichzeitiger Polyneuropathie der Erfolg einer RLS-Therapie häufig für Arzt und Patient ernüchternd. Die RLS-Beschwerden verschwinden, die Polyneuropathie-Missempfindungen bestehen jedoch fort.

Bei medikamentöser Behandlung verschwindet das RLS, die Polyneuropathie bleibt.

Weitere Untersuchungsmethoden bei Verdacht auf ein RLS

Levodopa-Test

Der Wirkstoff Levodopa verbessert die RLS-Beschwerden.

Die verfügbaren RLS-Medikamente kann man auch zur Diagnose verwenden. Denn überwiegend registrieren RLS-Patienten nach der ersten Einnahme eines Medikaments, das den Wirkstoff Levodopa enthält, wie beispielsweise Restex, eine deutliche Erleichterung. Bei anderen Erkrankungen, wie der Polyneuropathie, fehlt dagegen dieser günstige Effekt von Levodopa.

WISSEN

Durchführung des Levodopa-Tests

Einnahme von ½ beziehungsweise 1 Tablette Restex (= 50 mg bzw. 100 mg Levodopa) zum Zeitpunkt der Beschwerden.

Führt dies nach ein bis zwei Stunden zu einer Beschwerdenlinderung oder gar -freiheit, bestätigt dies die Diagnose eines RLS.

Führt also Levodopa in den Stunden nach der Einnahme zu einem Rückgang der Beschwerden, spricht dies für das Vorliegen eines RLS. Allerdings bewirkt Levodopa bei immerhin 15 % aller RLS-Patienten keine Besserung. Folglich schließt das Fehlen einer positiven Levodopa-Antwort keineswegs ein RLS aus.

Immobilisationstest

Aufzeichnung der Aktivität der Fußhebermuskeln.

Dieses Untersuchungsverfahren wird eher selten eingesetzt. Der Vollständigkeit halber soll es jedoch trotzdem erwähnt werden. Bei diesem Test wird der Patient gebeten, sich für 30 Minuten ruhig auf eine Liege mit ausgestreckten Beinen und offenen Augen zu legen. Bei Missempfindungen in den Beinen oder beim Drang, die Beine zu bewegen, soll der Patient einen Signalknopf drücken. Wie bei der Schlaflaboruntersuchung wird mit Hautelektroden die Aktivität der Fußhebermuskel an beiden Schienbeinen aufgezeichnet. Die meisten Patienten bemerken nach 10 bis 20 Minuten erste unangenehme Empfindungen in den Beinen, und es kommt dort zu unwillkürlichen Bewegungsimpulsen. Dieser Test kann mit oder ohne Fixierung der Beine durchgeführt werden.

Aktimetrie

Die so genannte Aktimetrie wird ebenfalls nur selten und wenn, dann meist im Rahmen von wissenschaftlichen Untersuchungen eingesetzt. Mit einem kleinen Gerät, das beispielsweise die Form einer Armbanduhr haben kann, werden die Körperbewegungen aufgezeichnet und damit erfasst, ob der Patient schläft oder wacht. Die Aktimetrie-Untersuchung ist nicht an ein Schlaflabor gebunden. Sie kann mobil beispielsweise beim Patienten zu Hause erfolgen. Wichtigster Nachteil der Untersuchung ist, dass andere Körperfunktionen, wie Atmung und Hirnströme, nicht aufgezeichnet werden und folglich die angenommene Diagnose eines RLS nicht überprüft werden kann.

ZUSAMMENFASSUNG

In den meisten Fällen kann der Neurologe das Restless-Legs-Syndrom anhand der typischen Symptome eindeutig diagnostizieren, und es sind keine weiteren Untersuchungen erforderlich. Bestehen noch Zweifel, bringt der Levodopa-Test meist Klarheit: Wenn ein Levodopahaltiges Medikament Ihre Symptome lindert, wissen Sie und Ihr Arzt, dass es sich bei Ihrer Erkrankung tatsächlich um RLS handelt. Wenn der Test negativ verläuft, geht die Suche nach der richtigen Diagnose weiter. Dann kann eventuell eine Untersuchung im Schlaflabor helfen. Die Abgrenzung des RLS gegenüber der häufigen Polyneuropathie ist teilweise schwierig, insbesondere da einige Patienten sowohl unter RLS als auch unter Polyneuropathie leiden.

Ursache

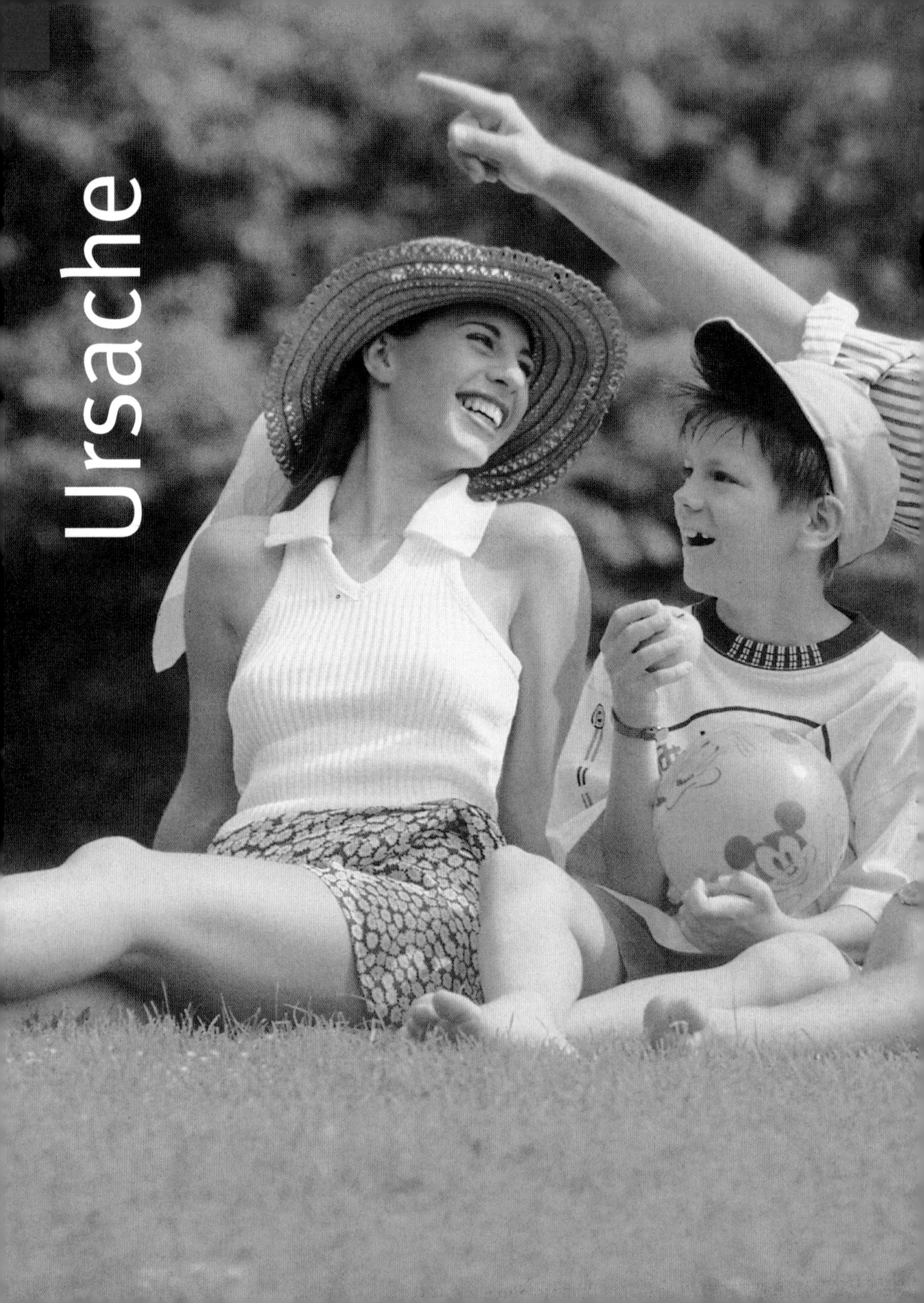

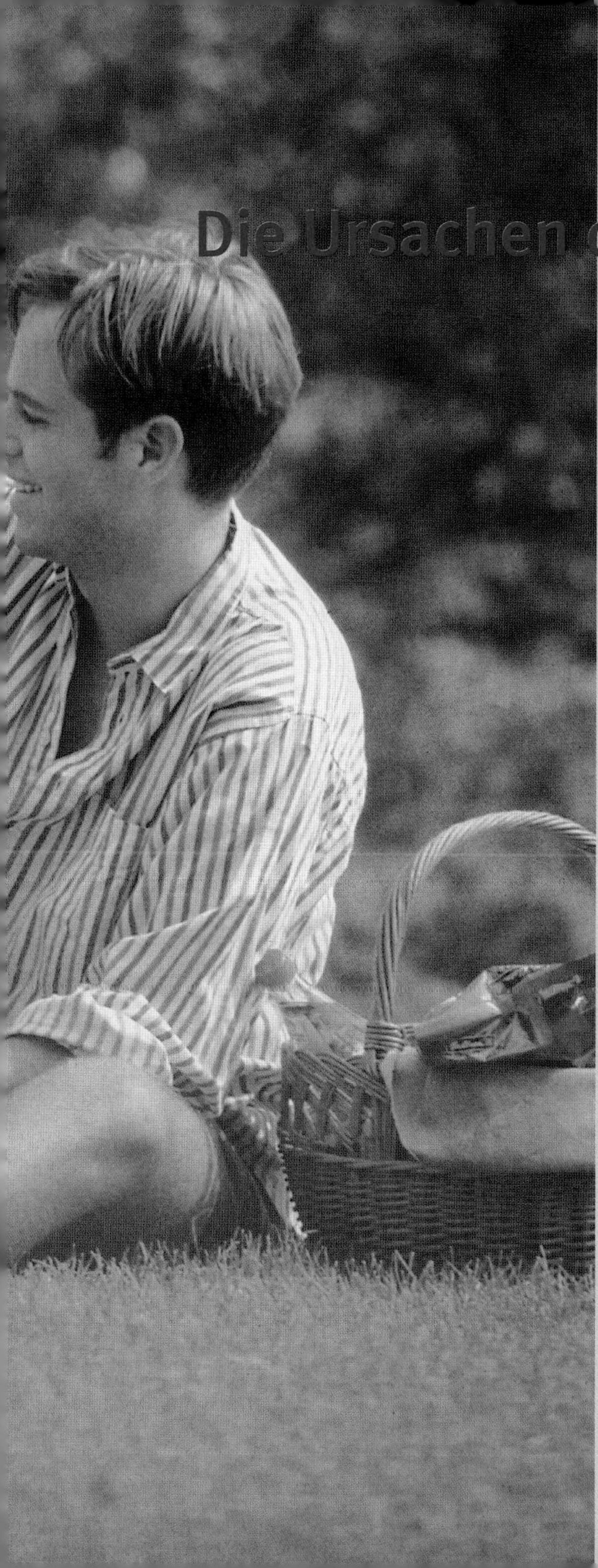

Die Ursachen der Erkrankung

Die Ursachen der Krankheit liegen noch weitgehend im Dunkeln. Doch in den vergangenen Jahren hat eine spannende Suche begonnen, bei der die Wissenschaftler mittels moderner Technik – ganz unblutig – in die Tiefen des menschlichen Gehirns blicken und das Erbgut entschlüsseln. Dieses Kapitel schildert die Ergebnisse und erklärt, was sie für den RLS-Patienten bedeuten.

Wo liegt die Krankheitsursache?

Die Ursache liegt wahrscheinlich im Zentralnervensystem.

Auf diese Frage gibt es leider noch keine gesicherte Antwort. Wahrscheinlich liegt die Krankheitsursache für das RLS jedoch im Zentralnervensystem, also im Gehirn und Rückenmark. Dafür spricht die gute therapeutische Wirkung von Medikamenten, die quasi genauso wirken wie die körpereigenen Botenstoffe der Nervenzellen, die so genannten Neurotransmitter. Die Medikamente können also einen Mangel der natürlichen Botenstoffe ausgleichen.

Ist in Teilen des Kleinhirns die Ursache für RLS zu finden?

Spezielle Untersuchungen mittels eines Kernspintomographen, der das menschliche Gehirn ohne Strahlenbelastung durchleuchtet, haben gezeigt, welche Gehirnbereiche an der Entstehung des RLS beteiligt sein könnten: Gleichzeitig mit den Missempfindungen und den unwillkürlichen Beinbewegungen beim RLS werden unter anderem Teile des Kleinhirns aktiviert, einem Bereich des Gehirns, der vor allem für die Bewegungskoordination zuständig ist. Leider ist nicht klar, ob in diesen aktivierten Hirnarealen auch der eigentliche Krankheitsprozess lokalisiert ist.

Die Rolle des Botenstoffs Dopamin

Obwohl die Medikamente, wie Levodopa oder Dopaminagonisten, die beim Restless-Legs-Syndrom gut wirken, ursprünglich für die Parkinson-Therapie entwickelt wurden, sind die Parkinson-Erkrankung und das RLS unabhängige Erkrankungen, die sich nur insofern ähneln, als offensichtlich beide Male der Botenstoff »Dopamin« beteiligt ist und die Erkrankung das Bewegungssystem betrifft.

Die Parkinson-Krankheit ist im Gegensatz zum RLS schon ausführlich wissenschaftlich untersucht worden und man weiß, dass ein Absterben bestimmter Nervenzellen, die Dopamin produzieren, für die sichtbaren Bewegungsstörungen, wie Zittern, steifer Gang oder starre Mimik, verantwortlich ist. Warum diese Nervenzellen absterben, weiß man jedoch auch noch nicht genau. Der Mangel am Botenstoff Dopamin wird ausgeglichen, indem man Medikamente nimmt, die sich im Körper in Dopamin umwandeln, wie Levodopa, oder Medikamente, die einen Stoff enthalten, der genauso wirkt wie Dopamin, die so genannten Dopaminagonisten.

ZUSAMMENFASSUNG

Der Nervenbotenstoff Dopamin scheint beim Restless-Legs-Syndrom beteiligt zu sein. Dafür spricht die gute Wirksamkeit von Medikamenten, die genauso wirken wie Dopamin. Die Angst, aufgrund eines RLS an Parkinson zu erkranken, ist unbegründet.

Hirnbereiche, die bei der Parkinson-Erkrankung betroffen sind, zeigen keine Aktivierung im Rahmen eines RLS. Die Befürchtung, aufgrund eines RLS später auch an Parkinson zu erkranken, ist unbegründet (siehe auch Seite 131).

Ist das RLS erblich?

Viele RLS-Kranke berichten über weitere Fälle von RLS in ihrer Familie. Beispielsweise wird berichtet, dass der Vater im Alter und auch der Großvater am Abend nicht zur Ruhe gekommen und auffällig durch die Wohnung gegangen seien. Nach neueren Untersuchungen findet sich eine solche familiäre Häufung bei mindestens 40 % der Patienten mit einem idiopathischen RLS. Man spricht von familiären Fällen im Gegensatz zum sporadischen, das heißt dem vereinzelten, Auftreten.

Bei gut 40 % der Betroffenen tritt RLS familiär gehäuft auf.

Familiäre Häufung von RLS

Wenn eine Erkrankung in einer bestimmten Familie häufiger auftritt, spricht das dafür, dass die Krankheit zumindest zu einem Teil erblich bedingt sein könnte. Leider ist jedoch die genetische Ursache trotz intensiver Forschungsaktivitäten bislang nicht geklärt worden. Vermutlich gibt es auch nicht eine genetische Ursache des RLS, sondern mehrere, wie aktuelle Forschungsergebnisse vermuten lassen.

Vergleicht man die Beschwerden von Patienten, die an einer familiären Form leiden, mit den Symptomen von RLS-Patienten ohne weitere Fälle in der Familie, zeigt sich lediglich ein Unterschied: das Alter bei Erkrankungsbeginn. Patienten mit einem familiären RLS erkranken häufig in einem deutlich jüngeren Lebensalter. Der Erkrankungsbeginn liegt bei familiären Fällen durchschnittlich bei 35 Jahren und ansonsten bei 47 Jahren. Bemerkenswerterweise kann auch unter den RLS-Betroffenen innerhalb einer Familie die Krankheitsausprägung sehr schwanken. Unter Blutsverwandten kann das Spektrum von nur leichten RLS-Beschwerden bis hin zu schwerster Beeinträchtigung durch das RLS reichen.

Patienten mit einem familiären RLS erkranken durchschnittlich mit 35 Jahren.

Die autosomal-dominante Vererbung

Mehrere Typen der Erblichkeit werden medizinisch unterschieden. Bei einem autosomal-dominanten Erbgang wird die Erkrankung von Generation zu Generation weitergegeben. Statistisch liegt die Erkrankungswahrscheinlichkeit der Nachkommen bei 50%, das heißt statistisch ist jedes zweite Kind betroffen (Abb. 8). Da es sich nur um eine statistische Wahrscheinlichkeit handelt, kann die tatsächliche Erkrankungsrate jedoch sehr davon abweichen. Es ist demnach

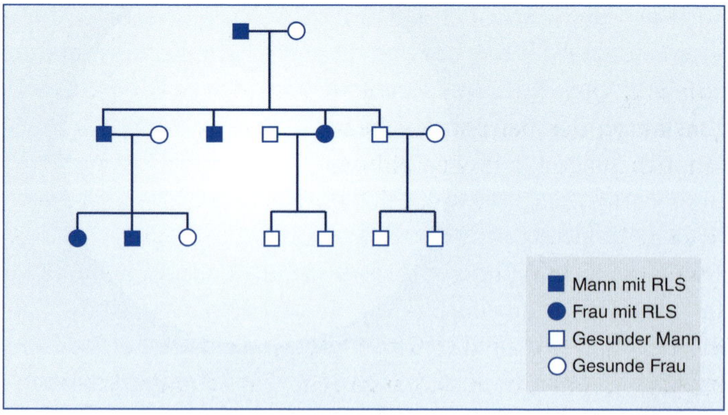

Abb. 8: Beispielhafter Stammbaum einer RLS-Familie über drei Generationen. Das in dieser Familie vorliegende Vererbungsmuster spricht für einen autosomal-dominanten Erbgang. Statistisch sind demnach 50% der Kinder von Erkrankten ebenfalls vom RLS betroffen. Da es sich um eine statistische Wahrscheinlichkeit handelt, sind jedoch Abweichungen möglich. In dieser Familie hat beispielsweise eine vom RLS betroffene Mutter zwei gesunde Söhne.

durchaus möglich, dass sich unter den Nachkommen eines Erkrankten nur gesunde oder aber auch nur erkrankte, vom RLS ebenfalls betroffene Kinder finden. Bislang war man davon ausgegangen, dass dieser autosomal-dominante Vererbungstyp beim RLS vorliegt. Neueste Untersuchungen zeigen jedoch, dass nur für RLS-Familien mit einem sehr frühen Erkrankungsbeginn vor dem 30. Lebensjahr anzunehmen ist.

Oft sind mehrere Faktoren beteiligt

Erbanlagen und das Zusammenwirken weiterer Faktoren führen zum RLS.

Beginnen die RLS-Beschwerden in einer Familie jedoch üblicherweise nach dem 30. Lebensjahr, liegt wahrscheinlich ein anderer Vererbungstyp vor. Vermutlich ist in solchen Familien keine Veränderung in einem einzelnen Gen für die RLS-Erkrankung verantwortlich. Vielmehr kommt es durch das Zusammenspiel mehrerer Erkrankungsfaktoren zum RLS. Das Erkrankungsrisiko wird auch nicht nur durch die Erbanlagen, sondern noch durch weitere Faktoren beeinflusst.

So vermutet man, dass unter den Patienten mit Niereninsuffizienz (= Nierenversagen) nur diejenigen ein RLS entwickeln, die aufgrund der Erbanlagen dafür besonders empfänglich sind. Die Niereninsuffizienz ist somit ein Provokationsfaktor, der bei entsprechenden Erbanlagen zur Ausbildung eines urämischen RLS führt (urämisch heißt: durch Nierenversagen). Fehlt diese genetische Empfänglichkeit, kommt es trotz Niereninsuffizienz nicht zum RLS.

> **INFO**
>
> ### Die Mithilfe der RLS-Patienten ist nötig
>
> Medizinische Forschung ist nur mit Unterstützung der Erkrankten möglich. Dies zeigt beispielhaft eine wichtige Untersuchung zur Erblichkeit des RLS aus dem Max-Planck-Institut für Psychiatrie in München (Winkelmann et al. 2002). An dieser Untersuchung haben immerhin 238 RLS-Patienten und 537 Blutsverwandte 1. Grades teilgenommen. Ohne die große Unterstützung und das Engagement der RLS-Kranken und deren Familien wäre diese Studie nicht möglich gewesen:
>
> Diese Untersuchung hat wichtige Informationen zur Vererbung des RLS erbracht. Demnach liegt nur bei RLS-Familien mit einem frühen Erkrankungsalter ein autosomal-dominanter Erbgang vor (siehe Abb. 8).

Genetische Untersuchungen an einer Familie

In einer großen kanadischen Familie französischer Abstammung konnte aktuell ein Abschnitt auf Chromosom 12 identifiziert werden, der in Zusammenhang mit der RLS-Erkrankung in dieser Familie steht. Chromosomen sind die mikroskopisch sichtbaren Träger der Erbanlagen im Zellkern. Der Mensch hat 23 Chromosomenpaare. Die nähere Charakterisierung dieses Abschnitts auf Chromosom 12 steht noch aus, die Funktion liegt im Dunklen. Auch ist unklar, ob dieser Chromosomenabschnitt von allgemeiner Bedeutung für die RLS-Erkrankung ist oder nur in Zusammenhang mit der RLS-Erkrankung in dieser speziellen kanadischen Familie steht.

Die genetische Forschung ist wichtig, um die Krankheitsursachen zu finden

Auch wenn genetische Ursachen geklärt sind, ist eine bessere Behandlung nicht sicher.

Es ist zu hoffen, dass die intensiven internationalen Forschungsaktivitäten bald zur Aufklärung der genetischen Ursache (oder eher der genetischen Ursachen) des RLS führen werden. Die molekulargenetische Aufklärung der RLS-Genetik ist entscheidend für ein besseres Verständnis der Krankheitsentstehung. Es ist jedoch unsicher, ob sich damit dann auch rasch bessere Behandlungsmöglichkeiten ergeben werden.

ZUSAMMENFASSUNG

Bei vielen RLS-Patienten tritt die Krankheit familiär gehäuft auf (bei 40 % der idiopathischen RLS-Erkrankungen). Nach neuen Untersuchungen ist ein autosomal-dominanter Erbgang (bei dem statistisch die Hälfte der Kinder erkranken) jedoch nur für Erkrankungen vor dem 30. Lebensjahr verantwortlich.

Neben der rein erblich bedingten Erkrankungsursache, gibt es auch oft Fälle, bei denen zur genetischen Veranlagung noch eine zusätzliche Krankheit – häufig ist das die Niereninsuffizienz – hinzukommen muss, damit das RLS ausbricht.

RLS und die Mangelware Eisen

Spielt Eisenmangel bei RLS eine Rolle?

Ein Zusammenhang zwischen den ruhelosen Beinen und dem Eisenstoffwechsel wird seit langem vermutet. Zur Diagnostik gehören daher Laboruntersuchungen, um der Möglichkeit eines Eisenmangels nachzugehen. Falls ein Eisenmangel besteht, sollte dieser ausgeglichen werden, in der Hoffnung, dass dann auch die RLS-Beschwerden zurückgehen.

Auch bei Niereninsuffizienz und in der Schwangerschaft, die mit einem RLS einhergehen können, findet sich nicht selten ein Eisenmangel. Auch bei der rheumatoiden Arthritis (einer chronischen Gelenkerkrankung) vermutet man, dass es gehäuft zum RLS kommt und auch hier zeigt sich häufig ein Eisenmangel.

WISSEN

Eisen ist ein lebensnotwendiger Mineralstoff

Eisen spielt eine wichtige Rolle bei der Blutbildung. Es ist der zentrale Baustein für den roten Blutfarbstoff (das Hämoglobin) und ist in dieser Funktion am Sauerstofftransport im Körper beteiligt: Der Sauerstoff aus der Atemluft heftet sich in den Lungen an das Eisen des Hämoglobins und wird mit diesem über das Blut an alle Körperzellen verteilt.

Ebenso nimmt Eisen eine Schlüsselrolle bei einigen Stoffwechselvorgängen ein. Es ist bei Kindern und Jugendlichen für eine optimale Gehirnentwicklung unentbehrlich. Typische Folge eines Eisenmangels ist die Ausbildung einer Anämie (Blutarmut).

Es ist jedoch unklar, wie ein Eisenmangel zu RLS-Beschwerden führen kann. Die Frage ist auch, ob die Eisenwerte, die bei einer Blutabnahme ermittelt werden, tatsächlich immer die Eisenversorgung im Gehirn widerspiegeln.

Eisen erfüllt wichtige Aufgaben im Körper.

Erschreckend viele Menschen leiden unter Eisenmangel

Nach Schätzungen der Weltgesundheitsorganisation leiden weltweit zwischen 600 und 700 Millionen Menschen unter Eisenmangel. Kein anderer Nährstoffmangel trifft weltweit so viele Menschen. In Europa sind 10 % aller Frauen im gebärfähigen Alter davon betroffen, in Entwicklungsländern sogar bis zu 50 % aller Frauen. Bei Männern findet sich ein Eisenmangel seltener. Auf vier Frauen mit Eisenmangel kommt ein betroffener Mann. Insbesondere bei gebärfähigen Frauen ist der Eisenbedarf größer als bei Männern.

4-mal so viele Frauen wie Männer leiden unter Eisenmangel.

Die empfohlene tägliche Eisenzufuhr bei Männern beträgt 12 mg, bei Frauen mit Regelblutungen 15 mg und bei Schwangeren 30 mg. Für Frauen nach den Wechseljahren empfiehlt die Deutsche Gesellschaft für Ernährung eine Zufuhr von lediglich 10 mg Eisen pro Tag.

Wann tritt Eisenmangel auf?

Folgende Ursachen können einem Eisenmangel zugrunde liegen:

- Mangelhafte Zufuhr. Davon können beispielsweise Vegetarier betroffen sein.
- Mangelhafte Aufnahme beispielsweise nach operativer Magenentfernung oder bei Darmerkrankungen.
- Gesteigerter Eisenbedarf, zum Beispiel während der Schwangerschaft und der Stillperiode sowie bei Leistungssportlern.
- Eisenverlust durch Blutverlust ist die wichtigste Ursache für Eisenmangel in den Industriestaaten. Solche Blutungen können teilweise unbemerkt im Magen-Darm-Trakt erfolgen. Mögliche Ursachen sind z.B. Magengeschwüre, Darmkrebs aber auch Hämorrhoiden. Auf den Eisenverlust durch die Regelblutungen bei der Frau war bereits hingewiesen worden. Andere Ursachen für Blutverluste sind Operationen, Unfälle, Dialyse (Blutwäsche) und übermäßig häufig erfolgende Blutabnahmen und -spenden.

INFO

Blutspenden und RLS

Blutspenden heißt, Leben retten. Wiederholte Blutspenden können jedoch bei besonderer Empfänglichkeit zum RLS führen, wie jüngst eine Untersuchung aus der Mayo Clinic zeigte (Silber u. Richardson 2003). RLS-Patienten sollten versuchsweise mit dem Blutspenden aussetzen und beobachten, ob dies ihre Beschwerden günstig beeinflusst.

Welche Nahrungsmittel enthalten viel Eisen?

Tierisches Eisen wird vom Körper besser genutzt.

Unter unseren Lebensmitteln enthält rotes Fleisch am meisten Eisen, aber auch fetthaltiger Fisch, Hühner- und Truthahnfleisch, einige Nusssorten, bestimmte Samen, getrocknete Früchte, Spinat und Mangold sind eisenreich. Risikogruppen für einen Eisenmangel sind neben Schwangeren vor allem Mädchen und junge Frauen, die wenig Fleisch oder Fisch verzehren beziehungsweise sich vegetarisch ernähren. Ältere Menschen können Eisenmangelsymptome bei unzureichender Ernährung besonders schnell entwickeln, da die Darmfunktion im Alter nachlässt und die Eisenaufnahme nicht mehr so gut funktioniert wie in jüngeren Jahren.

Das in Orangensaft enthaltene Vitamin C verbessert die Eisenzufuhr.

Pflanzliches Eisen, das in großen Mengen in Hülsenfrüchten und Vollkornprodukten enthalten ist, kann vom Körper schlechter genutzt werden als Eisen aus tierischer Herkunft. Ein großer Teil des pflanzlichen Eisens wird über den Darm wieder ausgeschieden. Nur 3 bis 8 Prozent des pflanzlichen Eisens wird vom Körper aufgenommen. Bei Eisen aus tierischer Nahrung sind es 20 bis 25 Prozent. Eisen aus Lebensmitteln tierischen Ursprungs kann der Körper besser verwerten als solches aus Lebensmitteln pflanzlichen Ursprungs. Vitamin C ist in der Lage, die Verwertbarkeit von pflanzlichem Eisen zu verbessern. Daher sollten zu eisenreichen pflanzlichen Lebensmitteln (z.B. Spinat) Vitamin-C-reiche Produkte wie Paprika oder Orangensaft verzehrt werden. Das Glas Orangensaft zum Essen ist also sinnvoll, um die Eisenzufuhr zu verbessern!

Tab. 1: Besonders eisenreiche Nahrungsquellen sind nach Angaben der Deutschen Gesellschaft für Ernährung beispielsweise

Lebensmittel	durchschnittlicher Eisengehalt in 100 g
Hirse	9 mg
Weizenkeime	7,95 mg
Pfifferlinge	6,5 mg
Roggenvollkornbrot	2,65 mg
Spinat	4,1 mg
Linsen	7,5 mg
weiße Bohnen	6,17 mg
Rindfleisch	2,26 mg
Schweineschnitzel	1,7 mg
Schweineleber	15,8 mg
Kalbsleber	7,9 mg

Wie wird ein Eisenmangel festgestellt?

Der Arzt kann durch Blutuntersuchungen einen Eisenmangel diagnostizieren. Empfindlichster Blutwert, um einen Eisenmangel festzustellen, ist die Bestimmung von Ferritin. Ein Abfall des Ferritinwerts kann bereits einen Eisenmangel anzeigen, bevor sich eine Anämie, eine Blutarmut, ausbildet. Jeder Eisenmangel – gerade bei Älteren – muss ärztlich abgeklärt werden, damit beispielsweise eine Blutungsursache im Magen-Darm-Trakt rechtzeitig diagnostiziert wird.

ZUSAMMENFASSUNG

RLS-Beschwerden können durch einen Eisenmangel hervorgerufen werden. Daher wird bei der RLS-Diagnostik auch immer der Blutwert dieses lebensnotwendigen Mineralstoffs bestimmt. Viele Menschen leiden unter Eisenmangel, der u.a. durch eine zu geringe Zufuhr mit der Nahrung, einen gesteigerten Eisenbedarf, z.B. während der Schwangerschaft, oder durch hohe Blutverluste bedingt sein kann. Am meisten verwertbares Eisen enthält rotes Fleisch (davon wird 20–25 % aufgenommen). Die schlechtere Verwertbarkeit von pflanzlichem Eisen (3–8%) lässt sich durch die gleichzeitige Aufnahme von Vitamin C verbessern, z.B. mit einem Glas Orangensaft zum Essen.

Bei Eisenmangel kann dieser durch Eisenpräparate ausgeglichen werden. Diese müssen erfahrungsgemäß über mindestens drei Monate eingenommen werden, um die Eisenspeicher des Körpers aufzufüllen. Abschließend muss darauf hingewiesen werden, dass eine übermäßige Eisenzufuhr ebenfalls gesundheitsschädlich ist!

RLS und die Nierenfunktion

Patienten mit einer Urämie, also mit einer nicht ausreichenden Nierenfunktion, leiden sehr häufig an einem ausgeprägten RLS. Man schätzt, dass 20 bis 40 Prozent aller Urämie-Patienten auch an unruhigen Beinen leiden. Gerade während der Dialyse (Blutwäsche) können die RLS-Beschwerden massive Ausmaße annehmen. Welcher Faktor im Rahmen der Niereninsuffizienz zum urämischen RLS führt, ist nicht bekannt. Bei vielen Urämie-Patienten besteht ein Eisenmangel. Es liegt nahe, einen Zusammenhang zwischen dem urämischen RLS und diesem Eisenmangel bei Urämie zu vermuten. Vermutlich entwickeln jedoch nur solche Urämie-Patienten RLS-Beschwerden, die dafür eine erbliche Prädisposition, das

Tab. 2: Vergleich der Symptome von 134 Patienten mit einem idiopathischen beziehungsweise urämischen RLS (nach Trenkwalder 1997)

	idiopathisches RLS	urämisches RLS
sensible Symptome in Ruhe	91 %	81 %
motorische Symptome in Ruhe	50 %	78 %
Bewegungsdrang in Ruhe	95 %	78 %
Schlafstörung (insgesamt)	95 %	97 %
RLS-Symptome tagsüber	76 %	83 %
spontane Besserung	5 %	27 %
Alter bei Erstsymptomatik	40,1 Jahre	50,7 Jahre
Verwandte 1. Grades mit RLS	54 %	13 %

heißt eine Erbanlage zur Entwicklung eines RLS, aufweisen. Dieser Zusammenhang wurde bereits im Kapitel zur Erblichkeit des RLS näher beschrieben.

Wenn Urämie-Patienten eine gesunde Niere transplantiert bekommen, verschwinden sehr häufig, aber leider keineswegs immer, auch die RLS-Beschwerden innerhalb von wenigen Tagen nach der Operation. Sollte die Funktion der transplantierten Niere nachlassen, so können sich die RLS-Beschwerden erneut wieder ausbilden.

ZUSAMMENFASSUNG

Schätzungsweise leiden 20–40 Prozent aller Urämie-Patienten auch unter einem RLS. Wird die Nierenfunktion wieder hergestellt, beispielsweise durch eine Nierentransplantation, verschwinden häufig auch die unruhigen Beine innerhalb von Tagen nach der Operation.

Können Medikamente das RLS hervorrufen?

Neben Koffein, Nikotin und Alkohol können zahlreiche Medikamente ein RLS ungünstig beeinflussen. Manche Patienten registrieren erstmals als Nebenwirkung eines Medikaments RLS-Beschwerden. Besteht der Verdacht eines Zusammenhangs zwischen einem neu eingenommenen Medikament und RLS-Beschwerden, empfiehlt sich nach Rücksprache mit dem behandelnden Arzt ein Auslassversuch. Vielleicht besteht auch die Möglichkeit auf ein anderes Medikament umzuwechseln, das für RLS-Patienten unproblematisch ist. Beispielsweise können bestimmte gegen Depression eingesetzte Medikamente ein RLS verstärken. Solche Antidepressiva werden teilweise gegen Schlafstörungen eingenommen.

ACHTUNG

Nehmen Sie ein neues Medikament ein und daraufhin verstärken sich Ihre unruhigen Beine bzw. treten erstmals auf, informieren Sie auf jeden Fall Ihren Arzt, der dann eventuell das Medikament wechselt oder niedriger dosiert.

AUS DEM LEBEN

Beispiele für Medikamente, die ein RLS verstärken können

Neuroleptika: Dies ist eine Gruppe von Psychopharmaka, die gelegentlich auch bei Schlafstörungen eingesetzt werden. Häufig verschriebene Neuroleptika sind beispielsweise Atosil (Wirkstoff: Promethazin) und Eunerpan (Wirkstoff: Melperon). Auch moderne Neuroleptika, wie Zyprexa (Wirkstoff: Olanzapin) können ein RLS hervorrufen.

Bestimmte **Medikamente gegen Übelkeit**, wie Paspertin und MCP-ratiopharm (Wirkstoff: Metoclopramid). Bei RLS ist dagegen Motilium (Wirkstoff: Domperidon) gut verträglich.

Bestimmte **Antidepressiva**, insbesondere tri- und tetrazyklische Antidepressiva. Zu dieser Gruppe von Medikamenten gegen Depression gehören beispielsweise Saroten (Wirkstoff: Amitriptylin) und Stangyl (Wirkstoff: Trimipramin), die gelegentlich auch als Einschlafhilfe verschrieben werden. Günstig sind dagegen Antidepressiva, die keine gegen das Dopamin gerichtete Wirkung. Dazu gehört u.a. Edronax und Solvex (Wirkstoff: Reboxetin). Antidepressiva unterscheiden sich jedoch darüber hinaus in ihrer Wirkung, so dass es kein ›optimales‹ Antidepressivum für RLS-Kranke gibt.

Lithium, das in der Psychiatrie eingesetzt wird.

H2-Blocker werden gegen verstärkte Magensäurebildung eingesetzt (z.B. Cimetidin, das beispielsweise unter dem Namen Tagamet verkauft wird)

Östrogene (weibliche Geschlechtshormone), z.B. in Verhütungsmitteln (»die Pille«) und in Medikamenten gegen Wechseljahresbeschwerden.

Therapie

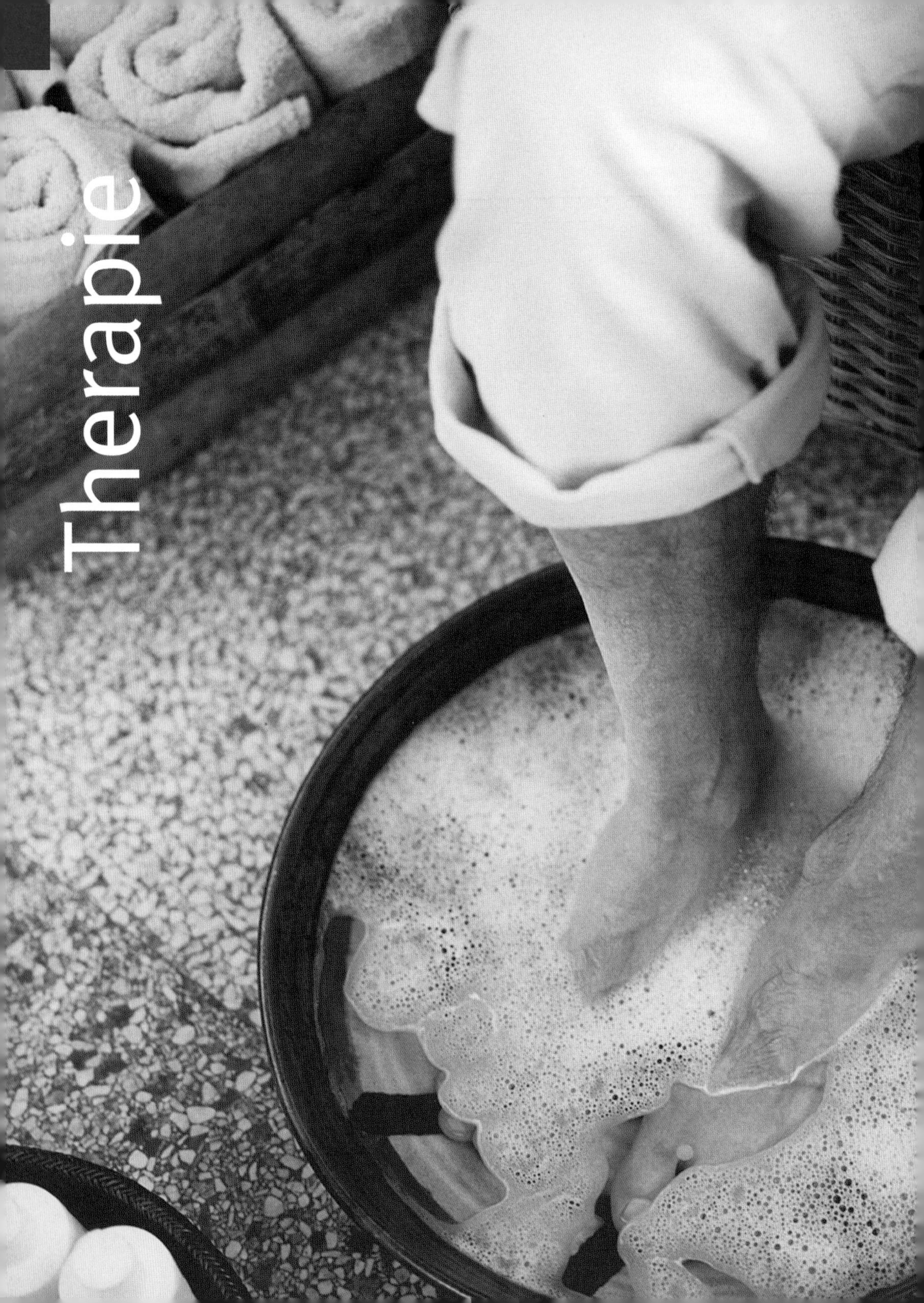

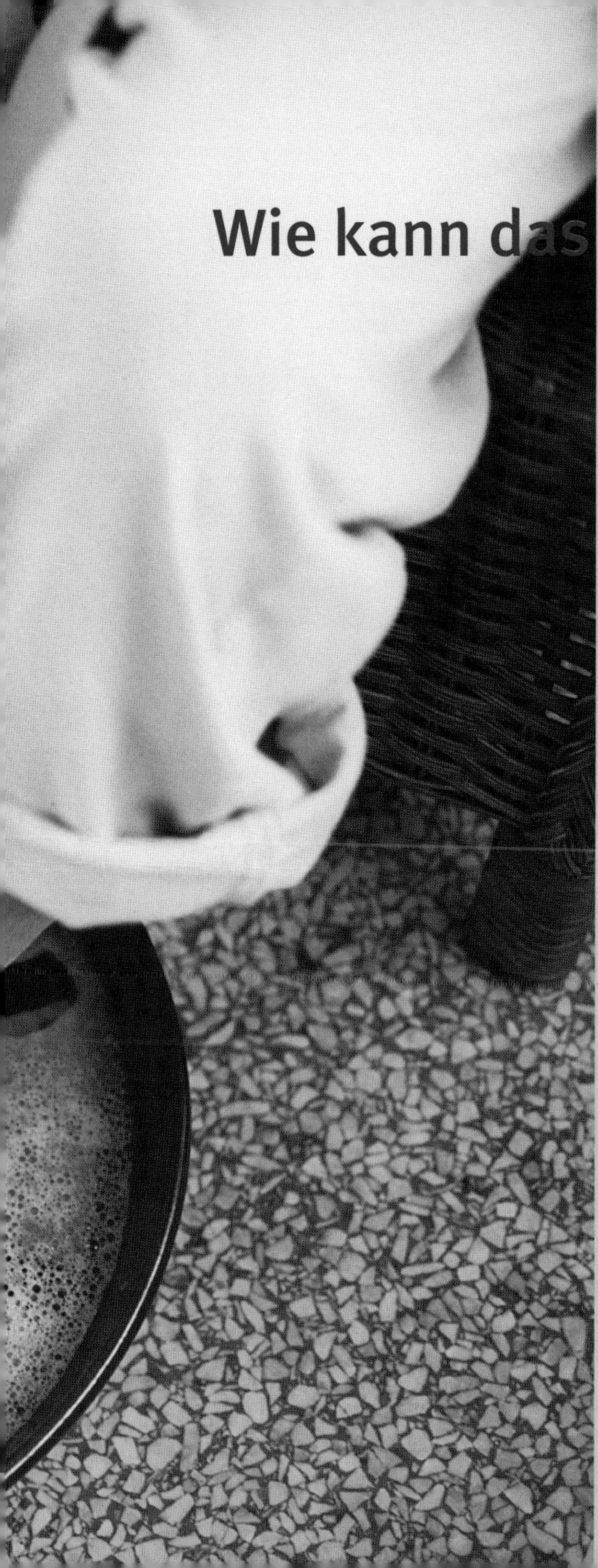

Wie kann das RLS behandelt werden?

Die meisten Patienten kommen mit ihren ruhelosen Beinen ganz gut zurecht, indem sie Selbsthilfevorschläge beherzigen. Dabei »bastelt« sich jeder RLS-Betroffene sein eigenes Programm, wobei die Unterstützung in Selbsthilfegruppen sehr wichtig sein kann. RLS-Kranken stehen mittlerweile aber auch zahlreiche Medikamente zur Verfügung, deren Anwendungsbereiche, Vor- und Nachteile hier ebenfalls ausführlich geschildert werden.

Selbsthilfe ohne Medikamente

Einfache Änderungen des Tagesablaufs und der Lebensgewohnheiten können die RLS-Beschwerden bereits entscheidend bessern. Leider gibt es jedoch kein Allheilmittel. Letztlich hat jeder Patient sein »eigenes RLS«. Seien Sie daher erfinderisch und finden heraus, was für Sie persönlich am besten ist.

Häufig sind leider solche günstigen Wirkungen nicht von anhaltender Dauer. Denn das RLS verschlimmert sich typischerweise mit zunehmendem Lebensalter. Viele Patienten registrieren auch einen Wechsel zwischen Phasen mit eher gering ausgeprägten Beschwerden und solchen, in denen sie besonders von der Erkrankung betroffen sind. Hier einige Tipps zur Selbsthilfe:

Bäder und Massage. Die meisten RLS-Patienten empfinden kalte oder warme Abgüsse als sehr günstig. Auch Massage, beispielsweise das Einreiben mit Franzbranntwein, lindert die RLS-Beschwerden zumeist.

Entspannungsübungen. Schlafgestörten wird zumeist das Erlernen von Entspannungstechniken, wie autogenes Training oder die Muskelrelaxation nach Jacobson, empfohlen. Für RLS-Kranke sind diese Übungen meistens nicht geeignet, weil sie nicht die erforderliche Ruhe aufbringen. Trotzdem ist es auch für RLS-Kranke hilfreich, sich bewusst zu entspannen. Bei Anspannung, beispielsweise durch berufliche oder familiäre Probleme, wird sich die RLS-Symptomatik verstärken und Sie werden schlechter schlafen.

Kleine Schlafhilfen. Schlaf ist sehr von der Umgebung abhängig. Zur so genannten Schlafhygiene zählen alle Verhaltensweisen, die den Schlaf günstig beeinflussen, aber zeitlich schon weit vor der abendlichen Einschlafphase liegen können. Auch hier gibt es keinen Geheimtipp, der jedem RLS-Patienten gleichermaßen hilft. Verstehen Sie solche den Schlaf fördernden Maßnahmen als kleine Hilfen bei der Linderung Ihrer RLS-Beschwerden. Weiter unten wird in einem gesonderten Kapitel darauf eingegangen.

Körperliche Betätigung. Eine regelmäßige körperliche Betätigung fördert bekanntlich die Gesundheit allgemein und kann auch die unruhigen Beine günstig beeinflussen. Probieren Sie den Effekt eines abendlichen Spaziergangs und einer kurzen Fahrt auf dem Fahrradheimtrainer in den Abendstunden aus. Übertreiben Sie es aber nicht. Schwere körperliche Betätigung, wie ein anstrengendes Tennis-Match oder der Aerobic-Workout kurz vor dem gewünschten Einschlafzeitpunkt, hat einen gegenteiligen Effekt. Nach schweißtreibenden Tätigkeiten am Abend können auch Gesunde nur erschwert einschlafen.

Koffein. Meiden Sie Koffein. Bei zahlreichen RLS-Kranken führt Koffein zu einer deutlichen Zunahme der RLS-Beschwerden. Sie sollten deshalb für einige Wochen konsequent auf koffeinhaltige Getränke, wie Kaffee, schwarzen Tee, Mate-Tee und Coca-Cola verzichten und die Wirkung dieses Verzichts bei sich austesten. Der Koffeingehalt von Mate-Tee nähert sich dem von schwarzem Tee. Übrigens finden sich auch in Kakao und damit auch in Schokolade geringe Mengen an Koffein.

Alkohol und Tabak. Auch hier gilt: Meiden Sie Alkohol und Tabak, denn beides kann die Symptome eines RLS deutlich verstärken. Testen Sie deshalb, ob Ihre RLS-Beschwerden abnehmen, wenn Sie auf diese Genussmittel verzichten.

Es ist ohnehin falsch, Alkohol als Einschlafhilfe – als »Schlummertrunk« – zu benutzen. Auch bei Gesunden beeinträchtigt Alkohol die Schlafstruktur, denn sie wachen in der Nacht öfter auf – durch den Weckeffekt des fallenden Blutalkoholspiegels.

AUS DEM LEBEN

»Jeder muss selbst herausfinden, was ihm hilft«

Eine 47-jährige Betroffene schildert ihre Erfahrungen so:

»Nachdem die Diagnose RLS gestellt war, habe ich mein Schlafzimmer völlig umgemodelt. Ich habe mir ein Futon gekauft und meide konsequent alle Chemiefasern im Bettzeug und im Pyjama. Zusätzlich hat mir eine Freundin einen Kräutertee mit Salbei für die Nacht empfohlen. Das war für mich ein Neubeginn. Es geht jetzt viel besser. So habe ich es geschafft, ganz auf Medikamente zu verzichten.«

Schreibpult. Versuchen Sie für eine Weile im Stehen an einem Schreibpult zu arbeiten, statt am Schreibtisch zu sitzen. Gelegentlich wird das Arbeiten im Stehen als hilfreich empfunden. Vielleicht ist das althergebrachte Stehpult, an dem Sie schreiben und lesen, eine Möglichkeit, die RLS-Symptome zu mindern.

Stretching. »Dehnen Sie Ihren Tag«. Beginnen und beenden Sie Ihren Tag mit leichter Massage oder Dehnübungen.

ZUSAMMENFASSUNG

Es gibt zahlreiche Möglichkeiten, die Beschwerden durch die ruhelosen Beine zu lindern. Seien Sie erfinderisch und probieren einfach aus, was Ihnen gut tut. Vielleicht ist es der abendliche Spaziergang oder ein kalter Abguss, der Sie besser schlafen lässt. Versuchen Sie – so schwer es fällt – auf Kaffee, Alkohol und Zigaretten zu verzichten, denn die Chance, dass sich Ihre RLS-Symptome dann bessern, ist groß.

Umgang mit der Erkrankung

Das Restless-Legs-Syndrom ist eine Erkrankung, die den Betroffenen zumeist lebenslang begleitet, mit einer Zunahme der Beschwerden im Alter. Folglich muss man lernen, mit der Erkrankung umzugehen. Wir haben uns daran gewöhnt, nur beruflichen Erfolg, sportliche Höchstleistungen usw. als »Leistung« anzusehen. Mindestens genauso viel Anerkennung verdient aber die Leistung, mit einer chronischen Erkrankung zu leben. Es geht darum, aktiv mit der Erkrankung umzugehen und eine subjektiv befriedigende Lebensqualität zu erreichen. Keineswegs sollen die Krankheitsbeschwerden nur ertragen werden. Mit individuellen Techniken kann die Beeinträchtigung im Leben durch das RLS deutlich gemindert werden. Hier einige Hinweise:

Gehen Sie aktiv mit der Erkrankung um und erreichen Sie so eine befriedigende Lebensqualität.

Sprechen Sie über Ihre RLS-Erkrankung. Informieren Sie Ihre Familie, Ihre Freunde, Bekannten und Arbeitskollegen über das RLS.Nur so wird man verstehen, warum abendliche Sitzungen, Theaterbesuche oder auch der Fernsehabend für Sie so beschwerlich sind und warum Sie so »unruhig« werden. Das RLS ist eine häufige Erkrankung. Viele andere sind ebenfalls betroffen. Rechnen Sie aber auch damit, dass manche Menschen weder verstehen wollen noch verstehen können, was es mit dem RLS auf sich hat.

Kämpfen Sie nicht mit dem RLS. Versuchen Sie nicht, willentlich den Bewegungsdrang zu unterdrücken. Es wird Ihnen nicht gelingen und vielmehr die Symptome weiter verstärken. Es ist leider nicht möglich, den Schlaf willentlich herbeizuführen. Verlassen Sie das Bett und gehen Sie einer entspannenden Tätigkeit nach. Akzeptieren Sie die Erkrankung.

Führen Sie ein Schlaftagebuch. Nur durch ein Schlaftagebuch werden Sie sicher Faktoren erkennen, die den Schlaf günstig beeinflussen oder aber am Schlafen hindern. Auch sollte in einem solchen Schlafprotokoll die Wirkung der Medikamente festgehalten werden. Für Ihren Arzt sind diese Informationen sehr hilfreich.

Werden Sie ein mündiger Patient. Den Entscheidungen anderer folgen zu müssen, ist für viele von einer chronischen Erkrankung betroffene Menschen das Schlimmste. Wirken Sie diesem Kontrollverlust entgegen und treffen Sie Therapieentscheidungen gemeinsam mit Ihrem Arzt. Dies kann beispielsweise so aussehen: »Ich versuche das neue Medikament noch vier Wochen, dann spreche ich noch einmal mit dem Arzt«. Diese Mündigkeit setzt jedoch voraus, dass Sie sich Wissen über Ihre Erkrankung, beispielsweise mit der Lektüre dieses Buches, aneignen.

AUS DEM LEBEN

Erfahrungsbericht einer 55-jährigen RLS-Kranken

Sie hat die entscheidenden Informationen zum RLS im Internet gefunden:

»Es war ein langer und hoffnungsloser Weg bis zur Ankunft. Es sollten über 20 Jahre vergehen, bis das Ziel erreicht war. Eine genaue Diagnose und das Wichtigere – ein erlösendes Medikament waren gefunden. Es war wie eine Erleuchtung. Wieder voller Hilflosigkeit dem unruhigen Gefühl ausgeliefert zu sein, depressiv und mutlos, kam mir die rettende Idee – im Internet einfach mal nachgucken, ob dort ein Hinweis über die furchtbare innere Unruhe und die jahrelange Schlaflosigkeit zu bekommen war.

Bis zu diesem Zeitpunkt hatte ich schon immer mal etwas von unruhigen Beinen gehört, aber sollte das für mich zutreffen? Wenn noch nicht einmal meine behandelnden Ärzte was mit dem Phänomen anfangen können? Die Sehnsucht nach Ruhe, einfach den inneren Motor abstellen können, das Umfeld wieder mit allen Sinnen erleben können und Freude am Leben finden können, all das waren Dinge die in unendliche Ferne gerückt sind. Es war ein verzweifelter Versuch, etwas zu ändern, und ich war voller Erwartungen.

Mein Sohn ergriff sofort die Initiative zur Internet-Suche. Ich war überrascht von dem Ergebnis, übertraf es doch alle meine Erwartung in Bezug auf Informationen. Erstaunt nahm ich zur Kenntnis, wie groß das Angebot über meine Krankheit war. Endlich kannte ich die Diagnose, und die Gewissheit nicht allein zu sein, ein Gefühl der inneren Zufriedenheit und des Glückes stellten sich ein. Wie lange hatte ich auf diesen Moment gewartet! Unbeschreiblich groß war auch die Hoffnung auf Hilfe. Noch am selben Tag suchte ich mir einen Ansprechpartner aus den erhaltenen Adressen ... Ich sehe mich am Ziel eines langen Leidenswegs.«

Suchen Sie Hilfe. Schließen Sie sich einer RLS-Selbsthilfegruppe an. Sie werden von den Erfahrungen anderer RLS-Kranker profitieren und anderen RLS-Betroffenen helfen. Adressen von Selbsthilfegruppen finden sich im Anhang dieses Buches. Für viele Patienten ist die Erfahrung, dass andere in ähnlicher Weise, wie sie selbst, vom RLS betroffen sind, sehr hilfreich. Dies trifft insbesondere auf solche RLS-Kranke zu, bei denen über lange Jahre die Diagnose nicht gestellt wurde und die bei Arztkonsultationen immer wieder auf Unverständnis gestoßen sind.

Schlafhygiene – kleine Schlafhilfen

Die kleinen, nichtmedikamentösen Schlafhilfen sind nur dann erfolgreich, wenn sie konsequent durchgeführt werden. Seien Sie optimistisch bei der Anwendung, erwarten Sie jedoch keine Wunder.

Es gibt zahlreiche Tipps für schlechte Schläfer. Viele dieser Hausmittel werden von Generation zu Generation erweitert und weitergegeben. Patienten, die einen »durchschlagenden Soforteffekt« erhoffen, ähnlich dem nach Einnahme einer Schlaftablette, werden enttäuscht werden.

Trotzdem gilt, dass die Qualität des Schlafs sehr durch äußere Faktoren beeinflusst wird. Auch Verhaltensweisen, die zeitlich weit vor der abendlichen Einschlafphase liegen, können sich sehr auf die Qualität des Schlafs auswirken. Die folgenden Tipps sind allgemeine Hinweise für »schlechte Schläfer«, unabhängig davon, ob ein RLS vorliegt oder nicht. Man weiß aus wissenschaftlichen Untersuchungen, dass Menschen, die unter Schlafstörungen leiden, meist wissen, welche Faktoren sich günstig oder ungünstig auf den Schlaf auswirken, aber diese weniger beachten als gute Schläfer. Seien Sie also konsequent bei der Umsetzung der kleinen Schlafhilfen.

Beachten Sie die folgenden Tipps für »schlechte Schläfer«.

Die richtige Gestaltung des Schlafzimmers

Das Schlafzimmer sollte nur zum Schlafen dienen.

Kein Raum der Wohnung wird zeitlich so intensiv genutzt wie das Schlafzimmer und keinem Raum wird eine so wichtige Aufgabe übertragen, nämlich die körperliche und seelische Erholung durch den Schlaf. Wer es sich aussuchen kann, sollte daher das Schlafzimmer in den ruhigsten Bereich der Wohnung oder des Hauses legen. Eine ausreichende Verdunkelung und ein bequemes Bett sind unabdingbar. Das Schlafzimmer und dessen Einrichtung sollen auf den Schlaf einstimmen. Es ist deshalb besonders ungünstig für den Schlaf, wenn das Schlafzimmer innerhalb der Wohnung weiteren Funktionen dient, das heißt, dass es beispielsweise als Arbeitszimmer benutzt wird. Einzimmerwohnungen sind entsprechend besonders Schlaf hemmend.

Für gute Schläfer mag es belanglos sein, schlechte Schläfer sollten besonders auf folgende Assoziation achten:

»Bett = Schlaf«

Wer dies untergräbt, indem er auch tagsüber das Bett beispielsweise zum Lesen oder Fernsehen aufsucht, dem kann diese reflexartige Koppelung zwischen Bett, Entspannung und Schlaf verloren gehen.

Frischluft fördert bekanntlich den Schlaf. Das Schlafzimmer sollte also ausreichend gelüftet werden, um eine optimale Raumtemperatur zu erreichen. Diese liegt etwa bei 15–16 Grad Celsius, bei Kindern etwas höher. Wichtig ist auch die Luftfeuchtigkeit. Zu trockene Luft trocknet die Schleimhäute der Atemwege rasch aus und erschwert dadurch die Atmung.

Es gibt hilfreiche Einschlaftechniken

Gehen Sie nicht mit dem Gedanken, nicht einschlafen zu können, zu Bett.

Viele Menschen mit Schlafstörungen suchen während der Nachtstunden nach Lösungen für anstehende Tagesprobleme. Solches Grübeln ist zwar für RLS-Kranke nicht die Hauptursache ihrer Schlafstörung. Aber trotzdem findet sich häufig auch bei ihnen ein Verhaltensmuster, das unabhängig von der RLS-Symptomatik einem raschen Einschlafen entgegensteht.

Viele RLS-Patienten suchen nämlich in der sicheren Erwartung das Bett auf, wieder nicht einschlafen zu können und stellen sich innerlich schon auf einen langen, nächtlichen Kampf um den Schlaf ein.

Schlafprotokoll für RLS-Patienten. Das Protokoll ist so aufgebaut, dass Sie jeweils eine ganze Woche im Überblick haben. Beginnen Sie heute Abend, indem Sie die erste Spalte des Abendprotokolls mit den Fragen 1–7 für den zutreffenden Wochentag beantworten. Am nächsten Morgen beginnen Sie mit dem Morgenprotokoll in derselben Spalte und beantworten die Fragen 8–14. Sie sollten das Abendprotokoll unmittelbar vor dem Zubettgehen und das Morgenprotokoll unmittelbar nach dem endgültigen Aufstehen notieren.

Bitte schätzen Sie die Antworten auf die Fragen 10–13 lediglich ein. Zur Bearbeitung des Schlafprotokolls brauchen Sie nachts also keine Uhr! Machen Sie sich keine Gedanken darüber, ob Ihre Einschätzung absolut korrekt ist. Wichtig ist ganz allein Ihr subjektiver Eindruck und nicht die genaue Dauer oder der exakte Zeitpunkt!

Bei mehreren Fragen (Frage 2, 3, 5, 8 und 14) werden Sie um eine Einschätzung z.B. der RLS-Ausprägung gebeten. Richten Sie sich hierbei nach dem bekannten Schulnotensystem (von sehr gut = 1 bis sehr schlecht = 6).

Bei Frage 9 werden Sie gebeten, die Medikamente einzutragen, die Sie am Abend zuvor oder in der Nacht eingenommen haben. Wenn Sie regelmäßig das gleiche Medikament einnehmen, brauchen Sie den Medikamentennamen lediglich am ersten Protokolltag anzugeben. An den weiteren Tagen tragen Sie dann nur Medikamentendosis und Uhrzeit der Einnahme ein.

Protokollieren Sie Ihren Schlaf und Ihre RLS-Beschwerden über eine Reihe von Wochen oder besser von Monaten. Sie werden dadurch Ihre Erkrankung besser verstehen und schließlich lernen, wie Sie Ihre Beschwerden günstig beeinflussen können.

Der Gedanke, nicht einschlafen zu können, verstärkt Ihre Schlafstörung.

Diese Befürchtung, nicht schlafen zu können, kann als »sich selbst erfüllende Prophezeiung« das Einschlafen zusätzlich zu den RLS-Symptomen behindern. Die Folge ist, dass sich die Schlafstörungen noch verstärken. Leider fehlen noch wissenschaftliche Studien, die speziell die Schlafpsychologie beim RLS untersuchen. Es gibt jedoch mehrere psychologische Techniken, die Menschen mit Schlafstörungen empfohlen werden.

Sie schlafen leichter ein, wenn Sie keine Angst vor dem Nichtschlafen haben. Die Versagensangst wirkt dann nicht.

Bei der so genannten paradoxen Intention wird der Schlafgestörte angehalten, gerade das befürchtete Verhalten, das heißt die nächtliche Schlafstörung, anzustreben. Die psychologische Grundannahme dabei ist, dass bei vielen Schlafgestörten eine Versagensangst besteht, die das Einschlafen verhindert. Wird jedoch der Schlaf nicht angestrebt, vermindert sich diese Versagensangst und der Schlaf wird leichter erreicht. Dieses Phänomen tritt gelegentlich auch bei Untersuchungen im Schlaflabor auf. Die Patienten sind in dieser Untersuchungssituation, die die Ursache der Schlafstörung aufdecken soll, vom Zwang befreit, möglichst rasch einzuschlafen und schlafen dann gelegentlich besser als gewohnt.

Versuchen Sie sich bewusst zu entspannen. Häufig hilft die Vorstellung eines bestimmten Ruhebildes in der Einschlafphase. Vergegenwärtigen Sie sich, welche Vorstellungen für Sie mit den Begriffen »Ruhe« und »Entspannung« verbunden sind. Vielleicht ist es ein Sonnenbad am Strand oder ein Blick von einem Berggipfel …

ZUSAMMENFASSUNG

Das Schlafengehen sollte also zu einem zwanglosen, individuell gestalteten Einschlafzeremoniell ausgebaut werden. Dies ist nicht nur für Kleinkinder von großer Bedeutung beim Einschlafen. Auch für den Erwachsenen muss Zeit bleiben, um den Tag vor dem Einschlafen langsam ausklingen zu lassen. Der Schlafablauf wird zusätzlich vertieft, indem man möglichst jeden Tag zur gleichen Zeit zu Bett geht und zur gleichen Zeit aufsteht.

Ein fester Ablauf der Abendstunden ist für ein rasches Einschlafen vorteilhaft. Ein möglichst schematischer Ablauf des Zubettgehens – ein Einschlafzeremoniell – hilft. Bei Kindern findet sich dieses allabendliche Einschlafritual häufig sehr ausgeprägt. Wie ist es bei Ihren Kindern? Haben sie einen festen Ablauf des Zubettgehens, bei dem beispielsweise jeden Abend ein bestimmtes Lied gesungen wird?

Entwickeln Sie ein solches Einschlafzeremoniell auch für sich selbst, das könnte beispielsweise das Trinken eines bestimmten Kräutertees vor dem Schlaf sein. Sicherlich beruht die Wirkung vieler altbekannter Hausmittel zum Einschlafen darauf, dass sie Teil eines individuellen Einschlafrituals werden. Hier gilt: Glauben versetzt Berge und führt auch zu einem besseren Schlaf.

Ernährung und Schlaf

Hunger verscheucht den Schlaf – aber auch ein voller Magen kann zu einem Schlafhindernis werden und zu einem unruhigen, traumschweren Schlaf führen. Bestimmte Nahrungsbestandteile, wie beispielsweise die Aminosäure L-Tryptophan, sollen dagegen den Schlaf fördern. Aus Aminosäuren bildet der Körper Eiweiß, wobei der Körper selbst L-Tryptophan nicht bilden kann und deshalb auf die Zufuhr dieser Aminosäure mit der Nahrung angewiesen ist. L-Tryptophan wird auch als Medikament eingesetzt, und zwar als mildes Schlafmittel und Antidepressivum (z.B. Ardeydorm, Kalma, L-Tryptophan-Ratiopharm).

ZUSAMMENFASSUNG

Das Wichtigste zur Verbesserung der Schlafqualität ist die persönliche Einstellung zum Schlaf und zu der RLS-Erkrankung: Keineswegs darf man wegen der verlorengegangenen Nachtruhe und wegen des befürchteten Leistungsdefizits am nächsten Tag mit sich hadern. Solche Reaktionen führen zu einer weiteren Verstärkung der Schlafstörung. Lernen Sie, Ihre Lebenssituation mit der RLS-Erkrankung anzunehmen und mit der Erkrankung zu leben. Die genannten Schlafhilfen können Ihnen dabei helfen.

Zu den Schlaf fördernden Nahrungsmitteln zählt man Milch und Milchprodukte (z.B. Schmelzkäse), Teigwaren, Süßigkeiten, Erdnüsse, Fleisch und beim Obst Ananas, Bananen, Datteln sowie Feigen. Somit wäre die Wirkung des Hausmittels »heiße Milch mit Honig« als Einschlafhilfe erklärt. Zu den eher Schlaf hemmenden Nahrungsmitteln gehören u.a. Eier, Fisch, Magermilch, Joghurt, Erbsen, grüne Bohnen und möglicherweise bestimmte Konservierungsstoffe.

Nahrungsmittel, die den Schlaf fördern.

Abendprotokoll (vor dem Lichtlöschen)	Montag	Dienstag	Mittwoch	Donnerstag	Freitag	Samstag	Sonntag
1. Besondere Vorkommnisse während des Tages							
2. Wie konnten Sie heute die von Ihnen geforderten Leistungen erbringen? (im Beruf, Haushalt, Freizeit; 1: sehr gut bis 6: sehr schlecht)							
3. Wie war Ihre heutige Stimmung? (1: sehr gut bis 6: sehr schlecht)							
4. Wann haben die RLS-Beschwerden im Tagesverlauf begonnen? (Uhrzeit)							
5. Wie waren Sie durch RLS-Symptome während der Abendstunden vor dem Zubettgehen beeinträchtigt? (1: sehr leicht bis 6: sehr schwer)							
6. Haben Sie heute Alkohol/Koffein/Tabak konsumiert? Wenn ja, was und wie viel?							
7. Wann sind Sie zu Bett gegangen?							

Morgenprotokoll (nach dem Aufstehen)	Montag	Dienstag	Mittwoch	Donnerstag	Freitag	Samstag	Sonntag
8. Wie schätzen Sie die Ausprägung Ihrer RLS-Beschwerden in der vergangenen Nacht ein? (1: beschwerdefrei bis 6: sehr schwer)							
9. Haben Sie am Abend/in der Nacht Medikamente eingenommen? (Präparat/Dosis/Uhrzeit)							
10. Wie lange hat es nach dem Zubettgehen gedauert, bis Sie erstmals einschliefen? (Schätzung in Minuten)							
11. Waren Sie nachts wach? Wenn ja, wie oft und wie lange insgesamt (Minuten, geschätzt)?							
12. Wie lange haben Sie insgesamt geschlafen? (Schätzung in Stunden:Minuten)							
13. Wann sind Sie endgültig erwacht? (Uhrzeit)							
14. Wie frisch/müde fühlen Sie sich jetzt am Morgen? (1: sehr frisch bis 6: sehr müde)							

Selbsthilfe mit rezeptfreien Medikamenten und Homöopathie

Bei leichtem RLS scheinen Magnesium-Präparate wirksam zu sein.

Zahlreiche RLS-Patienten setzen selbstständig frei verkäufliche Medikamente gegen ihre RLS-Beschwerden ein. Dies sind insbesondere Magnesium-Präparate (wie beispielsweise Magnesium Verla und Magnesium-Diasporal) und Chinin (wie beispielsweise Limptar), die auch von vielen Hausärzten gegen Muskelkrämpfe verschrieben werden. Auch im Fernsehen werden Magnesium-Präparate intensiv beworben. Tatsächlich sprechen erste, in Freiburg im Breisgau durchgeführte, wissenschaftliche Untersuchungen für eine gewisse Wirksamkeit von Magnesium bei leichtgradigem RLS. Ein Versuch mit Magnesium ist durchaus sinnvoll. Wissenschaftliche Untersuchungen fehlen für Chinin.

Vorsicht bei Selbstmedikation, vor allem bei lang anhaltender Einnahme.

Vorsicht ist bei der lang anhaltenden Einnahme auch frei verkäuflicher Präparate geboten! Insbesondere bei Herzkranken und bei Niereninsuffizienz ist eine solche Selbstmedikation nicht ohne Risiko und sollte nicht ohne Rücksprache mit dem Arzt erfolgen. Ebenso sollte man keineswegs Eisenpräparate ohne ärztliche Anordnung einnehmen.

Sprechen Sie vor der Einnahme von Schmerzmitteln mit Ihrem Arzt.

Manche Patienten setzen gegen eher leicht ausgeprägte RLS-Beschwerden so genannte leichte Schmerzmedikamente ein. Zu solchen frei verkäuflichen Schmerzmitteln gehört Ibuprofen, das unter Handelsnamen wie Aktren, Dolormin und Imbun verkauft wird. Auch diese Selbstmedikation ist jedoch nicht ohne Risiko, wenn sie über einen längeren Zeitraum betrieben wird. Sprechen Sie darüber mit Ihrem Arzt.

Vermeiden Sie die Einnahme von eigentlichen Schlafmitteln, wie beispielsweise Noctamid, Ximovan oder Bikalm. Solche Schlaftabletten wirken beim RLS nicht zielgerichtet. Bei regelmäßiger Einnahme kommt es zur Gewöhnung. Man merkt bald kaum noch eine Schlaf anstoßende Wirkung, jedoch ist der Schlaf besonders schlecht, wenn die gewohnte Tablette an einem Abend doch nicht eingenommen wurde.

Nicht wenige RLS-Patienten versuchen Methoden aus Natur- und Alternativmedizin. Beispielsweise haben viele RLS-Patienten günstige Erfahrungen mit der klassischen **Homöopathie** und mit den **Dr. Schüßler Salzen** gesammelt. Wilhelm Heinrich Schüßler hat als homöopathischer Arzt in der 2. Hälfte des 19. Jahrhunderts in Oldenburg die nach ihm benannte ›Biochemische Heilweise‹ entwickelt. Er ordnete 12 Mineralsalzen bestimmte Organfunktionen zu. Unter den Dr. Schüßler-Salzen soll die Nr. 7 Magnesium phosphoricum D6 und die Nr. 14 Kalium bromatum D6 beruhigen und den Schlaf fördern. Nr. 21, Zincum chloratum D6, soll die unruhigen Beine beeinflussen. Zu den homöopathischen Mitteln, die beim RLS eingesetzt werden, gehören weiterhin Rhus-toxicodendron (Giftefeu), Sulfur (Schwefel), Zincum (Zink), Valerian officinalis (Baldrian), Sepia (Tintenfisch) und Arsenicum album (Arsen). Manche Patienten haben daneben mit Löwenzahntee Linderung gefunden.

Günstige Erfahrungen haben manche RLS-Kranke mit den Schüßler-Salzen gesammelt – andere wurden enttäuscht.

Auch die traditionelle chinesische Medizin bietet RLS-Kranken Therapieoptionen an. Die RLS-Beschwerden sollen auf einer so genannten Yang-Fülle bzw. Feuer-Störung der Leber und des Herzens hinweisen. Diese Füllestörung beruht nach den Vorstellungen der traditionellen chinesischen Medizin auf einer meist eher verborgenen Yin-Schwäche-Störung. Solche kombinierten Störungsmuster mit Yin-Schwäche und Yang-Fülle seien allein mit **Akupunktur** häufig nicht ausreichend zu behandeln. Die Umstellung der Ernährung auf ausgewogene Kost nach den 5 Elementen mit viel Ruhe beim Essen, Heilkräuter (z.B. Reishi) sowie Qi Gong- bzw. Tai Ji Juan-Übungen seien deshalb wichtige Ergänzungen der RLS-Therapie. Nähere Erläuterungen dazu finden sich auf der Internetseite: www.akupunktur-aktuell.de. Manche RLS-Kranke berichten über eine Linderung durch Akupunktur, Misserfolge sind jedoch sehr häufig.

Ergänzungen zur RLS-Therapie bietet auch die traditionelle chinesische Medizin. Die Erfolgsaussichten sind aber unsicher.

Anwendung der Magnetfeldtherapie.

Weiterhin kommt die **Magnetfeldtherapie** in mehreren Abwandlungen, wie als so genannte SEQEX-Therapie, zur Anwendung. Spezielle Magnetmatratzen zur RLS-Therapie werden sehr teuer angeboten. Wissenschaftliche Untersuchungen zur Wirksamkeit der Magnetfeldtherapie wurden bislang nicht unternommen. Die Kosten für diese Therapie werden entsprechend von den gesetzlichen Krankenkassen nicht übernommen. Insgesamt sind die Erfolgsaussichten zu vage, als dass man zu einem Therapieversuch raten könnte.

Prüfen Sie Verfahren und Anwendungen aus der Alternativmedizin kritisch.

Wissenschaftliche Untersuchungen zur Wirksamkeit der Therapieverfahren aus der Natur- und Alternativmedizin fehlen. Es gilt: »Dass Glauben Berge versetzen kann!«, aber auch »Wer heilt, hat Recht«. Prüfen Sie kritisch vorab, ob der finanzielle Aufwand tatsächlich gerechtfertigt ist. Darüber hinaus sind manche Verfahren aus der Alternativmedizin nicht ohne gesundheitliches Risiko. Beispielsweise können chinesische Medikamente aus obskuren Quellen nicht deklarierte und risikoreiche Inhaltsstoffe enthalten. Seien Sie auf der Hut vor Scharlatanerie! Wegen falscher Hoffnungen, die in alternative Therapieversuche gesetzt werden, unterbleibt nicht selten die Behandlung mit Medikamenten, deren Wirksamkeit wissenschaftlich belegt ist. Auch auf diese Weise kann RLS-Kranken Schaden zugefügt werden.

ZUSAMMENFASSUNG

Viele RLS-Kranke nehmen frei verkäufliche Medikamente ein. Aber auch diese können – vor allem bei längerer Einnahme – Nebenwirkungen haben. Klären Sie daher ein eventuelles Risiko mit Ihrem Arzt ab.

AUS DEM LEBEN

Homöopathie für normale Nächte – Restex für schlechte Nächte

Eine 63-jährige RLS-Patientin schildert ihre Erfahrungen:

Die Diagnose RLS hat ein Neurologe gestellt, der mir daraufhin Restex verordnete. Insgesamt war ich skeptisch. Mein Hausarzt gab mir dann ein homöopathisches Medikament: Kalium chloratum D6, Kalium phosphoricum D6 und Natrium chloratum D6. Darunter ging es die ersten beiden Nächte recht schlecht, dann ist aber eine anhaltende Besserung eingetreten. Restex nehme ich nur noch gelegentlich in schlechten Nächten ein. Insgesamt bin ich ruhiger geworden. Ich habe einen Notanker für die ganz schlechten Nächte.

Behandlung mit verschreibungspflichtigen Medikamenten

Nur wenige RLS-Patienten benötigen Medikamente.

Das RLS ist eine sehr häufige Erkrankung. Aber nur bei wenigen Betroffenen ist eine medikamentöse Therapie erforderlich. Überwiegend haben sich RLS-Patienten mit ihren Krankheitsbeschwerden arrangiert und kommen ohne Medikamente aus. Sie haben ihren Tagesverlauf an die Erkrankung angepasst und helfen sich mit einfachen Maßnahmen, wie kalten Einreibungen der Beine.

Medikamente bei RLS lindern die Beschwerden, können aber nicht heilen.

Aber auch Patienten mit behandlungsbedürftigem RLS kann heute gut geholfen werden, denn es steht inzwischen ein ganzes Spektrum von sehr wirksamen und im Allgemeinen sehr gut verträglichen Medikamenten zur Verfügung. Bei den sekundären RLS-Erkrankungen besteht die Möglichkeit einer an der Krankheitsursache angreifenden Therapie. Dies wäre beispielsweise die Einnahme eines Eisenpräparats zum Ausgleich eines Eisenmangels. Ansonsten ist die medikamentöse Therapie des RLS symptomatisch, das heißt die Krankheitsbeschwerden werden meist sehr wirksam gelindert, aber eine Heilung des RLS wird durch die Medikation nicht erreicht.

INFO

Wichtiger Hinweis zur medikamentösen RLS-Therapie:

Das RLS verläuft bei vielen Patienten in Wellen. Phasen, die eine intensive Therapie erfordern, können mit solchen wechseln, in denen die Medikation reduziert werden kann. Entsprechend sollte bei einer erfolgreichen Medikation in größeren Abständen und in Absprache mit dem behandelnden Arzt überprüft werden, ob nicht eine Medikamentenreduktion möglich ist.

Die große Mehrzahl aller Arzneimittel wirkt symptomatisch. Denken Sie an Insulin. Für viele Zuckerkranke ist Insulin lebensrettend, trotzdem heilt jedoch Insulin die Zuckerkrankheit nicht. Entsprechend besteht lebenslang die Notwendigkeit, Insulin zu spritzen.

WISSEN

RLS-Medikamente

Beim RLS werden vier Gruppen von Medikamenten eingesetzt:

- am häufigsten sind **Levodopa-Präparate** (Normalform, retardierte Form, schnell lösliche Form),
- teilweise kommen auch **Dopaminagonisten** zum Einsatz,
- manchmal werden **Opiate** (in unterschiedlichen Darreichungsformen) benötigt
- und selten erhält der Patient **Antiepileptika**, wie z.B. Gabapentin (Handelsname u.a. Neurontin), sowie Benzodiazepine.

Genauso ist bei einem Teil der RLS-Patienten eine Dauertherapie erforderlich. Weit überwiegend ist mit der Einnahme eines Medikaments eine ausreichende Besserung der Restless-Legs-Symptome zu erreichen. Nur bei besonders ausgeprägten Beschwerden ist gelegentlich die gezielte Kombination von zwei oder gar drei Medikamenten erforderlich, um eine ausreichende Linderung zu bewirken.

Wie findet der Arzt das richtige Medikament?

Die Auswahl des Medikaments durch den Arzt orientiert sich insbesondere an folgenden Punkten:

- **Zeitliche Verteilung** der RLS-Beschwerden über den Tagesverlauf. Beispielsweise sollte eher ein Medikament mit raschem Wirkungseintritt und kurzer Wirkdauer eingesetzt werden, wenn die Beschwerden ausschließlich am Abend und in der ersten Nachthälfte auftreten.
- Selbstredend sollten bei therapeutischen Entscheidungen immer die **Erfahrungen des Patienten** mit anderen RLS-Präparaten berücksichtigt werden. Wenn ein bestimmtes Präparat bei Ihnen beispielsweise deutliche Übelkeit verursachte, sollte es natürlich nicht nochmals verschrieben werden. Leider können aber viele Patienten keine genauen Angaben zur bisherigen Therapie geben und wissen nicht mehr, wie das Medikament hieß oder welche Dosierung sie eingenommen haben. Es ist deshalb hilfreich, wenn Sie über Ihre Medikamente und die Dosierungen Buch führen und sich auch notieren, wie effektiv die RLS-Beschwerden bekämpft wurden und welche eventuellen Nebenwirkun-

gen auftraten. Das ist eine gute Gedächtnisstütze für Sie selbst und auch neu konsultierte Ärzte werden es Ihnen danken.

- Bestehen chronische Schmerzen beispielsweise durch eine Osteoporose, kann sich der Einsatz von Opiaten anbieten. Denn Opiate sind Schmerzmedikamente, die zugleich auch beim RLS gut wirksam sind.
- Begleiterkrankungen, die den Einsatz bestimmter RLS-Medikamente verhindern können. So kann Levodopa den Augeninnendruck erhöhen, was gegebenenfalls für Patienten mit Glaukom (Grüner Star) gefährlich ist.

AUS DEM LEBEN

Welche Erfahrungen haben Sie mit RLS-Medikamenten gemacht?

RLS-Patienten berichten:

»Mit Madopar habe ich nur einen schlechten Erfolg erzielt. Anders mit Cabaseril. Direkt nach der erste Einahme von einer halben 1 mg-Tablette konnte ich zum ersten Mal seit Jahrzehnten schlafen. Heute nehme ich 1 mg Cabaseril einmal nach dem Nachtessen ein. Auf dieser Einnahmegröße bin ich seit nahezu zwei Jahren. Es kommt zwar vor, dass ich durch Witterungseinflüsse oder bei längeren Reisen erneut wieder meine RLS-Beine bemerke aber keineswegs in der früheren Intensität. Ich erhöhe meine Cabaseril-Medikation dann auch nicht. Anfänglich führte Cabaseril zu einer leichten Übelkeit, auch das hat sich recht bald gelegt. Insgesamt ist die Wirksamkeit recht gut.« (RLS-Kranker, 72 Jahre)

»Der anfängliche Erfolg von Requip war durchschlagend. und habe ich die Tagesdosis auf 2 mg Requip und 2 Tabletten Madopar erhöht. Ich hoffe, dass die wieder gewonnene Linderung noch längere Zeit anhält. Mir würde es wohl schlecht ergehen, wenn ich nicht mehr diese Medikamente zur Verfügung hätte. Ich habe viel an Lebensqualität gewonnen. Endlich kann ich wieder ein Buch lesen, meinen Handarbeiten frönen und in Ruhe längere Busfahrten unternehmen ...« (RLS-Kranke, 52 Jahre)

»Seit zwei Jahren nahm ich Nacom mit gutem Erfolg ein. Dann kam der Unfall mit dem Oberschenkelhalsbruch. Durch die erzwungene Ruhe kam ich einfach mit Nacom nicht mehr zurecht. Es war ein einziger Horror! Der von den Chirurgen hinzugerufene Neurologe wusste Rat: Sifrol. Erst eine Woche 2 x 0,088 mg und dann 2 x 0,18 mg. Damit ging es mir die ganze Zeit gut. Nachdem mein Bein wieder ausgeheilt ist und ich wieder frei gehen kann, bin ich nur noch bei der Einnahme von der Stärke 0,088 mg – zweimal am Tag. Der Erfolg ist weiterhin gut.« (RLS-Kranke, 61 Jahre)

Der Beipackzettel

Wegen den aufgezählten Nebenwirkungen werden viele Medikamente nicht eingenommen.

Bekanntermaßen verunsichern die jeder Medikamentenpackung beigelegten so genannten Beipackzettel mit Aufzählung sämtlicher Nebenwirkungen und unerwünschter Wirkungen viele Patienten sehr. Untersuchungen zeigen, dass zu einem erheblichen Teil ärztlich verordnete Medikamente deshalb nicht eingenommen werden. Bitte beachten Sie, dass aus juristischen Gründen die Herstellerfirmen sämtliche möglichen Risiken aufführen.

Entsprechend würde in einem Beipackzettel zum Benutzen einer deutschen Autobahn stehen, dass uns ein Reifen platzen kann, dass wir mit einem Geisterfahrer kollidieren können, dass auf Parkplätzen ein besonderes Risiko von Raubüberfällen, Vergewaltigungen und Entführungen besteht ... Wir wissen, dass dies tatsächlich gegebene Risiken sind und trotzdem befahren wir weiterhin unsere Autobahnen, da dies zumeist die schnellste Möglichkeit ist, um von »Punkt A« zum »Punkt B« zu kommen.

Die vielen Nebenwirkungen können theoretisch auftreten, praktisch gibt es nur wenige Risiken.

Ähnlich verhält es sich mit den auf Beipackzetteln aufgeführten Nebenwirkungen und unerwünschten Wirkungen: Sie können theoretisch auftreten – genauso wie das Risiko besteht, dass Sie auf der Autobahn mit einem Geisterfahrer zusammenstoßen – in den meisten Fällen treten sie jedoch nicht auf. Ihr behandelnder Arzt kann einschätzen, welche Risiken tatsächlich zu beachten sind und welche Vorkehrungen erforderlich sind, um unerwünschte Wirkungen rechtzeitig zu erkennen.

Lassen Sie sich nicht verunsichern. Sprechen die bei Bedenken mit Ihrem Arzt oder Apotheker.

Viele in der RLS-Therapie eingesetzte Medikamente stammen aus der Behandlung der Parkinson-Erkrankung. Manche der in den Beipackzetteln dieser Anti-Parkinson-Medikamente aufgeführten, besonders massiven Nebenwirkungen treten bei RLS-Patienten nicht auf und sind nur ein Risiko für Parkinson-Kranke! Während es durch diese Medikamente zum Beispiel bei Parkinson-Kranken zu Trugwahrnehmungen (Halluzinationen) und einer Überbeweglichkeit kommen kann, betreffen diese Risiken RLS-Patienten grundsätzlich nicht. Lesen Sie also den Beipackzettel des verordneten RLS-Medikaments aufmerksam, lassen sich aber nicht verunsichern. Wenn Sie aufgrund des Beipackzettels Bedenken haben, das verschriebene Medikament einzunehmen, sprechen Sie mit Ihrem Arzt oder Apotheker darüber!

- Natürlich spielt auch die Einstellung des Patienten eine Rolle, z.B. wenn er erhebliche Angst vor der Einnahme von Opiaten hat.
- Finanzielle Verfügbarkeit der Medikamente. Manche RLS-Medikamente sind teuer. So kosten zurzeit 100 Cabaseril-Tabletten (2mg) immerhin € 475,29. Die beim RLS übliche Tagesdosis von 2mg Cabaseril kostet damit € 4,75. Zunehmend versuchen manche Krankenkassen den Einsatz solcher teuren, aber sehr wirksamen Medikamente zu begrenzen.

Wie wirken Levodopa und die Dopaminagonisten?

Levodopa und die Dopaminagonisten sind Medikamente aus der Parkinson-Therapie und die wichtigsten Medikamente in der RLS-Therapie. Die Wirkungsweise erklärt sich wie folgt (Abb. 9):

- Bei der Parkinson-Krankheit herrscht in bestimmten Gehirnregionen ein Mangel am Botenstoff Dopamin. Solcher Dopaminmangel ist auch beim RLS vermutlich zumindest eine Krankheitsursache. Dieser Mangel kann behoben werden, indem man einen Stoff einnimmt, der im Körper zu Dopamin umgewandelt wird, das Levodopa.
- Mit Medikamenten, die Levodopa als Wirkstoff enthalten, wie beispielsweise Restex, wird dem Körper also der Vorläufer des Botenstoffs Dopamin zugeführt.
- Dopaminagonisten wirken dagegen wie Dopamin im Nervensystem, sie sind jedoch chemisch nicht mit Dopamin verwandt. Dopaminagonisten sind also »Mitspieler« (= Agonisten) des Dopamins im Wechselspiel der Botenstoffe im Nervensystem.
- Es gibt auch Medikamente die als »Gegenspieler« (= Antagonist) des Dopamins wirken. Solche Medikamente können gegebenenfalls ein RLS verstärken.

Abb. 10 zeigt schematisch die ärztlichen Überlegungen, die bei der Auswahl des richtigen Medikaments entscheidend sind.

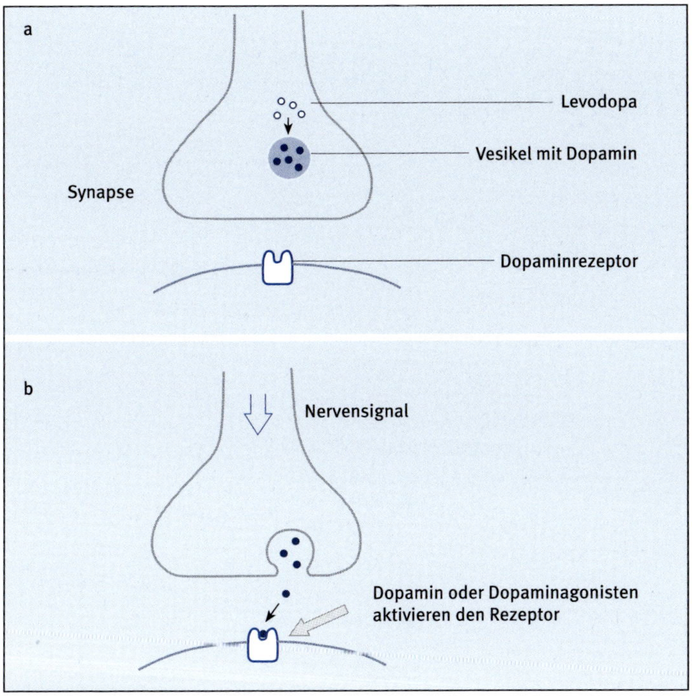

Abb. 9a: Wirkungsweise von Levodopa und der Dopaminagonisten. Dies sind die wichtigsten Medikamente in der RLS-Therapie. Nervenzellen stehen durch eine Vielzahl von Kontaktstellen, so genannten Synapsen, untereinander in Kontakt. Die Kommunikation der Nervenzellen erfolgt an diesen Synapsen über die Ausschüttung von Botenstoffen (= Neurotransmitter). Aus Levodopa bilden bestimmte Nervenzellen den Botenstoff Dopamin, der in so genannten Vesikeln (Bläschen) gesammelt wird.
Abb. 9b: Trifft ein Nervensignal ein, schütten die Vesikel das Dopamin aus, das an so genannten Dopaminrezeptoren an der Nachbarzelle andockt. Durch die Bindung des Dopamins selbst oder der Dopaminagonisten am Rezeptor wird der Nervenzelle eine bestimmte Botschaft übermittelt.

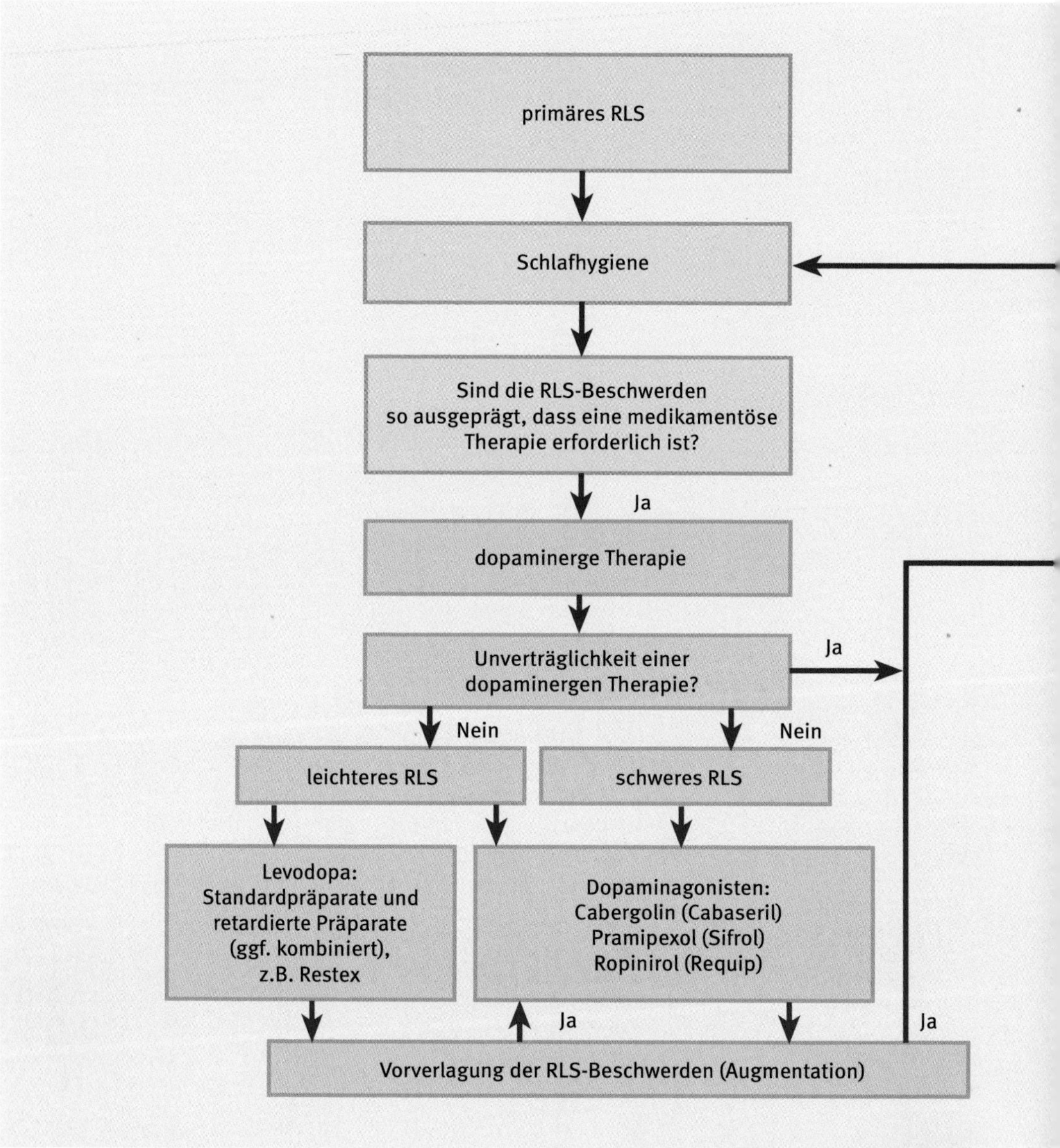

Abb. 10: Schema zur Behandlung des Restless-Legs-Syndroms (nach Winkelmann u. Trenkwalder 2000). Nach diesem Schema wird Ihr Arzt wahrscheinlich Ihre Medikation auswählen. Bei der medikamentösen Therapie des RLS werden in erster Linie dopaminerge Medikamente eingesetzt. Dies sind Levodopa (wie z.B. Restex) oder einer der Dopaminagonisten. Ist der Einsatz dieser dopaminergen Medikamente nicht möglich oder kommt es unter diesen Medikamenten zu einer zeitli-

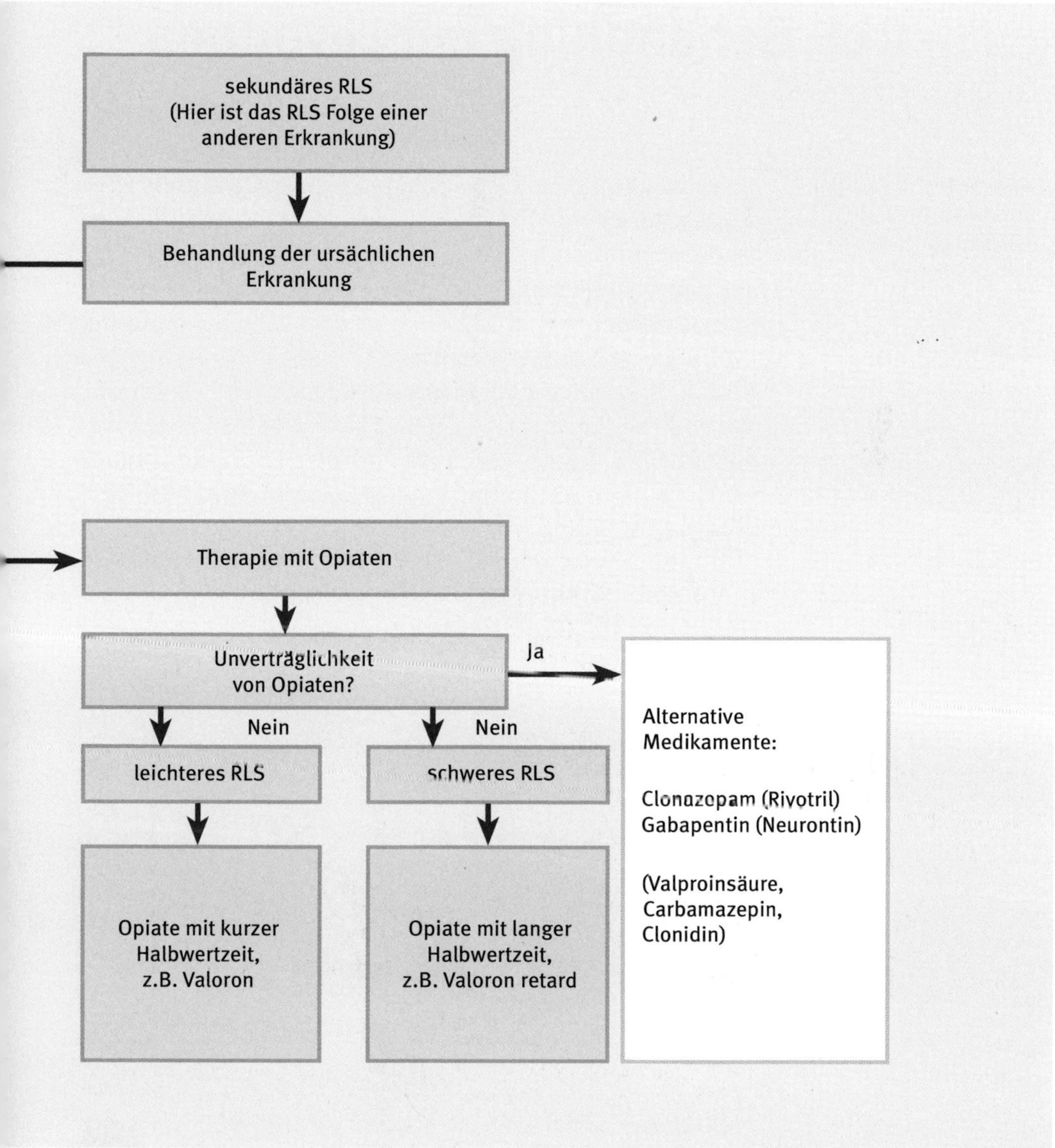

chen Vorverlagerung der RLS-Symptomatik empfehlen sich Opiate. Daneben kommen weitere Medikamente beim RLS therapeutisch zum Einsatz. Dies sind insbesondere Clonazepam (Rivotril) oder Gabapentin (Neurontin). Gelegentlich, wobei dies in diesem Schema nicht dargestellt wird, ist die Kombination mehrerer Medikamente erforderlich, um eine ausreichende Linderung der RLS-Beschwerden zu erreichen.

RLS-Behandlung mit Levodopa

Levodopa wird im Körper sehr schnell abgebaut. Dies muss ein zweiter Wirkstoff hemmen.

Levodopa wird im Körper sehr rasch verstoffwechselt. Es ist deshalb erforderlich, den Abbau von Levodopa im Körper medikamentös zu hemmen. Ansonsten würde nur zirka 1% der eingenommenen Levodopa-Dosis zum Gehirn gelangen. Deshalb findet sich in Levodopa-Medikamenten ein zweiter Wirkstoff, der diesen körpereigenen Abbau von Levodopa hemmt. Dies sind je nach Präparat Carbidopa oder Benserazid. Wesentliche Unterschiede ergeben sich nicht daraus, welcher dieser beiden Zusatz-Wirkstoffe enthalten ist. In Deutschland werden nahezu 20 Levodopa-Präparate vertrieben.

INFO

Handelsnamen der Levodopa-Präparate

Levodopa + Carbidopa sind unter folgenden Handelsnamen erhältlich:

Dopadura®, Isicom®, Levobeta C®, Levo-C AL®, Levocarb-GRY®, Levocarb-TEVA®, Levocomp®, Levodopa-Carbi-Azur®, Levodopa Comp. C STADA®, Levodopa Comp. (von ct)®, Levodopa-Ratiopharm Comp.®, Levodop-Neuraxpharm®, Nacom®, Striaton®.

Levodopa + Benserazid sind unter folgenden Handelsnamen erhältlich:

Levodopa comp. B STADA®, Levopar®, Madopar®, PK-Levo®, Restex®.

Levodopa + Carbidopa + Entacapone:

Stalevo®.

Restex – das erste RLS-Präparat

Weltweit erstes in der RLS-Therapie zugelassenes Präparat ist Restex. Der Wirkstoff, Levodopa, wurde jedoch schon über mehr als zwanzig Jahre vor der RLS-Zulassung in der Parkinson-Therapie eingesetzt. Die Wirkung von Restex unterscheidet sich nicht von den anderen Levodopa-Präparaten, die ausschließlich für die Parkinson-Therapie zugelassen und teilweise preisgünstiger sind.

Der Effekt von Levodopa ist zumindest anfänglich sehr gut. Die RLS-Beschwerden gehen unter Levodopa-Medikamenten meist sofort zurück. Ist dies nicht der Fall, muss an der Richtigkeit der Diagnose eines RLS gezweifelt werden.

Restex gibt es in zwei Darreichungsformen:

- Restex Tabletten
- Restex Retardkapseln

Einnahme von Restex.

Tablette und Retardkapseln enthalten jeweils 100 mg Levodopa. Restex-Retardkapseln haben im Vergleich zu den Restex-Tabletten jedoch eine verlängerte Wirkzeit, da der Wirkstoff Levodopa verzögert aus dem Magen-Darm-Trakt aufgenommen wird. In der RLS-Therapie wird mit der abendlichen Einnahme von Restex retard eine Medikamentenwirkung in der zweiten Nachthälfte erreicht. Restex in der unretardierten Tablettenform wirkt dagegen rascher und hilft somit vorwiegend in der Einschlafphase. Folglich kann es sinnvoll sein, am Abend eine Restex-Tablette zusammen mit einer Restex-Retardkapsel einzunehmen. Durch diese Kombination wird über die Einschlafphase hinaus eine Medikamentenwirkung sichergestellt.

Viele Patienten neigen dazu, Restex zu spät am Abend einzunehmen. Restex-Tabletten beginnen erst 30–45 Minuten nach der Einnahme zu wirken. Daran ausgerichtet muss der Einnahmezeitpunkt gewählt werden.

Übelkeit ist anfangs eine häufige Nebenwirkung

Motilium hilft gegen die Übelkeit.

Am Beginn einer Levodopa-Therapie ist das Auftreten von Übelkeit eine oft beobachtete Nebenwirkung. Normalerweise klingt diese Übelkeit rasch ab und ist nicht als schwere Nebenwirkung anzusehen. Ist die Übelkeit bei Therapiebeginn ausgeprägt, kann die vorübergehende Einnahme von Motilium (Wirkstoff: Domperidon) helfen.

Sie sollten als RLS-Patient gegen Übelkeit keine Metoclopramid-Präparate einnehmen. Denn solche Medikamente, wie Paspertin oder MCP-Ratiopharm, können ein RLS verstärken. Sehr empfindliche Patienten können bereits einige Tage vor Beginn der Levodopa-Therapie mit der Einnahme von Motilium beginnen, um die Verträglichkeit von Levodopa zu verbessern. Levodopa-Präparate sollten nicht zu Mahlzeiten eingenommen werden, denn insbesondere eiweißreiche Kost kann die Aufnahme von Levodopa hemmen.

Die Wirksamkeit lässt oft nach

Häufig kommt es unter Levodopa zu einer Augmentation, d. h. dass die RLS-Beschwerden früher auf Tag auftraten.

Viele Patienten, die Levodopa über einen längeren Zeitraum einnehmen, registrieren eine Zunahme der Restless-Legs-Symptome während der Tagesstunden bzw. am frühen Morgen. Medizinisch wird von einer **Augmentation** bzw. einem so genannten **Rebound-Effekt** gesprochen. Die Vorverlagerung der RLS-Symptomatik vom Abend in den Tag führt meist zu einer Steigerung der eingenommen Levodopa-Dosis. Viele Patienten registrieren auch einen allmählichen Wirkverlust und müssen die Levodopa-Tagesdosis erhöhen, um weiterhin eine ausreichende Wirksamkeit zu erreichen. Gelegentlich wird auch eine Ausbreitung der RLS-Beschwerden von den Beinen auf die Arme oder gar den Brustkorb beobachtet.

Levodopa-Präparate sind weiterhin die Medikamente der ersten Wahl in der RLS-Therapie. Wir empfehlen Levodopa-Präparate insbesondere solchen RLS-Patienten, die nur gelegentlich ein RLS-Medikament einnehmen wollen, wie beispielsweise bei längeren Flugreisen oder Theaterbesuchen. Hier ist gegebenenfalls die Einnahme von Madopar LT sinnvoll. Das Kürzel »LT« steht für lösliche Tablette. Bei Einnahme von Madopar LT kommt es besonders rasch zum Wirkungseintritt, wobei es nicht erforderlich ist, die LT-Tablette vor der Einnahme aufzulösen.

Wie lässt sich die Wirkung verlängern?

Die Wirkung von Levodopa kann mit einem zweiten Medikament, namens Comtess (Wirkstoff: Entacapone; Handelsname in Österreich und der Schweiz: Comtan) verlängert werden. Comtess stammt ebenfalls aus der Parkinson-Behandlung und entfaltet nur bei gemeinsamer Einnahme mit Levodopa eine Therapiewirkung. Eine sehr auffällige, jedoch harmlose Begleitwirkung von Comtess ist die Orangeverfärbung des Urins. Selten führt Comtess auch zu Durchfällen. Systematische Untersuchungen zur Behandlung des RLS mit einer Kombination aus einem Levodopa-Präparat und Comtess wurden bislang nicht unternommen. Unsere eigenen Erfahrungen sind jedoch insbesondere bei Patienten mit sehr schwerem RLS günstig. Eine Kombinationstablette aus Levodopa, Entacapone und Decarboxlasehemmer (Stalevo) wurde Anfang 2004 eingeführt. Ein weiteres Medikament, dass dem Entacapone verwandt ist, steht seit Ende 2004 zur Verfügung: Tasmar (Handelsname: Tolcapone). Tasmar ist jedoch kein Medikament für RLS-Patienten. Schwere Störungen der Leberfunktion sind unter diesem Medikament möglich, so dass es nur bei sehr fortgeschrittenen Parkinson-Erkrankungen eingesetzt wird.

Das Medikament Comtess verlängert die Wirkung von Levodopa.

Wechsel zu Dopaminagonisten

Ist die Wirksamkeit Ihres Levodopa-Präparates im Laufe einer länger währenden Therapie so weit abgesunken, dass eine tägliche Einnahme von 300–500 mg Levodopa (z.B. 3–5 Tabletten bzw. Retardkapsel Restex) erforderlich sind, um die RLS-Beschwerden zu lindern, sollte die Umstellung von Levodopa auf einen Dopaminagonisten erwogen werden.

Die Umstellung von Levodopa auf einen Dopaminagonisten (Auflistung in Tab. 3 S. 101) erfolgt am besten überlappend, das heißt Levodopa wird zunächst weiter eingenommen, während die Tagesdosis des Dopaminagonisten allmählich gesteigert wird. Erst anschließend wird versuchsweise die Levodopa-Dosis allmählich reduziert.

Wird anders vorgegangen und Levodopa bei Beginn der Einnahme eines Dopaminagonisten abgesetzt, können sich die RLS-Beschwerden erneut verstärken, was gelegentlich fälschlich auf eine zu geringe Wirksamkeit des Dopaminagonisten zurückgeführt wird.

ZUSAMMENFASSUNG

Levodopa ist weiterhin das Mittel der 1. Wahl bei der RLS-Therapie. Vor allem Patienten, die nur zeitweise ein Medikament benötigen, profitieren davon, weil die Wirksamkeit bei längerer Einnahme abnimmt. Wenn auch eine Dosis von 300–500 mg Levodopa nicht mehr hilft, kann zu Dopaminagonisten gewechselt werden.

Therapie mit Dopaminagonisten

Hier zeichnet sich eine erfreuliche Besserung ab, auf die viele RLS-Patienten allzu lange warten mussten: Möglicherweise wird noch im Jahr 2005 ein erster Dopaminagonist zur Therapie des RLS zugelassen. Dies ist Ropinirol. Viele RLS-Patienten erhalten dieses Medikament bereits unter dem Handelsnamen Requip. Requip ist jedoch ausschließlich für die Behandlung der Parkinson-Erkrankung zugelassen. Viele gesetzliche Krankenkassen in Deutschland weigern sich deshalb, die Kosten für dieses vergleichsweise teure Medikament zu übernehmen. Unklar ist jedoch, ob und gegebenenfalls wann genau sich die Herstellerfirma zur Markteinführung von Ropinirol für die RLS-Therapie entscheiden wird. Falls es dazu kommt, was zu hoffen ist, wird Ropinirol unter zwei Namen zur Verfügung stehen und zwar als Requip für die Parkinson-Therapie sowie unter einem zweiten, noch nicht bekannten Namen für die RLS-Therapie.

In Deutschland sind zurzeit acht Dopaminagonisten zugelassen, und zwar ausschließlich zur Behandlung der Parkinson-Erkrankung. Sämtliche dieser Dopaminagonisten sind auch sehr gut beim RLS wirksam. Bei der Vielzahl von Handelsnamen ist die Auflistung der in Deutschland vertriebenen Präparate recht unübersichtlich. Insbesondere Bromocriptin und Pergolid werden unter einer Reihe von Handelsnamen vertrieben. Andere Dopaminagonisten, für die der Patentschutz noch nicht abgelaufen ist, werden lediglich von einem Hersteller angeboten und zwar zu einem relativ hohen Preis. Wichtig hinsichtlich des Spektrums möglicher Nebenwirkungen ist, dass sich zwei Medikamente, nämlich Ropinirol (Handelsnamen für die Parkinson-Therapie: Requip) und Pramipexol (Handelsname: Sifrol) chemisch von den anderen Dopaminagonisten unterscheiden (Tab. 3).

Die Wirkung von Dopaminagonisten hält länger an

Halbwertszeit. Die Dopaminagonisten unterscheiden sich u. a. in ihrer Halbwertszeit. Dies ist die Zeit, die der Körper benötigt, um die Hälfte der eingenommenen Medikamentenmenge abzubauen oder auszuscheiden. Die Halbwertszeit bestimmt, wie lange ein Medikament wirkt. Einige Dopaminagonisten haben eine deutlich längere Halbwertszeit als Levodopa, sodass beispielsweise eine Wirkung über den gesamten Nachtschlaf bis in den Morgen gewährleistet ist. Dies trifft insbesondere auf Cabaseril zu. Die längere Halbwertszeit ist ein deutlicher Vorteil dieser Medikamente. Unter der Einnahme von Levodopa kommt es häufig zu einer sehr störenden Vorverlagerung der RLS-Beschwerden vom Abend in den Tag hinein. Diese so genannte Augmentation ist bei den Dopaminagonisten kein Problem.

Niedrige Dosierung. Im Vergleich zur Behandlung der Parkinson-Erkrankung sind beim RLS schon bereits deutlich kleinere Tagesdosen gut wirksam. Entsprechend ist die Verträglichkeit im Allgemeinen sehr gut (s. Tab. 3, S. 101).

Eindosierung. Die Dopaminagonisten müssen jedoch grundsätzlich sehr langsam eindosiert werden. Man beginnt grundsätzlich mit einer möglichst geringen Tagesdosis, zum Beispiel 0,5 mg Cabaseril oder Requip, die dann langsam gesteigert wird. Sonst kann es in der Anfangsphase der Medikation zu deutlicher Übelkeit und Müdigkeit kommen.

Nebenwirkung: Übelkeit. Wie bei der Einnahme von Levodopa kann die Übelkeit durch Motilium (Wirkstoff: Domperidon) gestoppt werden. Bei einigen Patienten ist die Verträglichkeit jedoch so schlecht, dass eine Einnahme nicht möglich ist. Solche Patienten weichen meist auf Opiate aus, die weiter unten genauer beschrieben werden. Bei der Eindosierung von Dopaminagonisten muss weiterhin beachtet werden, dass die Medikamentenwirkung sich nicht häufig sofort einstellt, son-

Tab. 3: Übersicht zu den Dopaminagonisten. Der achte in Deutschland zugelassene Agonist, Apomophin, ist nicht aufgeführt, da er nur sehr selten beim RLS eingesetzt wird (Abb. 11)

Inhaltsstoff	Medikamentenname	Halbwertszeit in Stunden	Dosisbereich zur Behandlung des RLS in mg/Tag	Maximale Tagesdosis zur Behandlung der Parkinson-Erkrankung in mg
Non-Ergolin-Agonisten:				
Pramipexol	Sifrol	8–12	0,088–0,7	4,5
Ropinirol	In der Parkinson-Therapie: Requip	3–10	0,5–2 (bis 4)	24
Ergolin-Agonisten:				
α-Dihydroergocryptin	Almirid, Cripar	10–16	10–40	120
Bromocriptin	z. B. Kirim, Pravidel	zirka 3	5–20	30
Cabergolin	Cabaseril	65	0,5–3 (selten bis 4 mg)	6,0
Lisurid	Dopergin	2	0,1–0,4	2,0
(Pergolid)*	z. B. Parkotil (Österreich, Schweiz: Permax)	7–16	0,25–1,0	5,0

*Anmerkung: Unter Pergolid wurden Herzklappen- und Lungenfellveränderungen beobachtet. Seit Juli 2004 muss deshalb bei Patienten, die Pergolid erhalten sollen, vor Beginn der Medikamenteneinnahme ein Herzultraschall durchgeführt werden. Während der Pergolid-Therapie müssen dann regelmäßig Herzultraschall-Untersuchungen erfolgen. Entsprechend sollte Pergolid bei der RLS-Therapie nicht mehr eingesetzt werden. RLS-Kranke, die bislang mit Pergolid behandelt wurden, sollten auf einen anderen Agonisten wechseln.

dern sich allmählich während der Eindosierungsphase mit zunehmender Tagesdosis entwickelt.

Schwerwiegende, aber sehr seltene Nebenwirkung: Herzklappenveränderungen

Seltene Nebenwirkungen beim Dopaminagonisten Pergolid.

Jedes Medikament hat auch Nebenwirkungen. Sehr selten kann es unter dem Dopaminagonisten Pergolid (Handelsname in Deutschland u.a.: Parkotil, in Österreich und der Schweiz Permax) zu Herzklappen- und Lungenfellveränderungen kommen. Fast ausschließlich sind davon Parkinson-

Patienten betroffen, die Parkotil in hoher Dosis lange eingenommen hatten. Diese schwerwiegende Nebenwirkung ist jedoch auch bei RLS-Patienten möglich, die Pergolid in für RLS-Patienten ungewöhnlich hoher Dosis über mehrere Jahre eingenommen haben. Aus den USA wurde über zwei davon betroffene RLS-Patienten berichtet (Agarwal, 2004). Beide hatten 3,5 bzw. 5 mg Pergolid täglich über mehrere Jahre hinweg eingenommen, also in sehr hoher Dosis. Ansonsten haben die meisten RLS-Patienten unter der Einnahme von 0,25 bis 1 mg Pergolid täglich eine ausreichende Linderung erreicht. Erstes Anzeichen der Herzklappen- und Lungenveränderungen war eine zunehmende Atemnot. Glücklicherweise besserten sich die Symptome nach Absetzen von Parkotil allmählich bei beiden Patienten.

Patienten mit einem schweren RLS, die entsprechend auf eine Dauertherapie angewiesen sind, werden in erster Linie mit Dopaminagonisten behandelt.

Warum werden nicht alle wirksamen Präparate für RLS zugelassen?

Nur wenn ein wirksames Medikament wirtschaftlichen Gewinn verspricht, wird der Antrag auf Zulassung gestellt.

Grundsätzlich sind Wirksamkeit und Zulassung unabhängig voneinander, sozusagen »zwei Paar Schuhe«. Die Wirksamkeit und Verträglichkeit eines Medikaments ergibt sich aus wissenschaftlichen Untersuchungen. Nächster Schritt wäre dann der Antrag auf eine staatliche Zulassung durch einen Arzneimittelhersteller. Dieser Antrag wird aber nur dann gestellt, wenn die Markteinführung wirtschaftlichen Gewinn verspricht. Daher werden viele Medikamente mit gutem Erfolg und wissenschaftlich gesichert bei Erkrankungen eingesetzt, wie die Dopaminagonisten beim RLS. Sie sind aber offiziell nicht für diese Erkrankung zugelassen. Im Rahmen der ärztlichen Therapiefreiheit war dies bislang unproblematisch und RLS-Patienten konnten mit Medikamenten versorgt werden, die eine Zulassung für die Parkinson-Krankheit haben.

Zunehmend übernehmen jedoch die Krankenkassen in Deutschland – abgesichert durch die aktuelle Rechtsprechung – nur noch dann die Arzneimittelkosten, wenn das verschriebene Medikament tatsächlich auch für die entsprechende Krankheit zugelassen ist. Bei den hohen Therapiekosten ist dies ein wichtiger Gesichtspunkt.

INFO

Off-Label-Gebrauch der RLS-Präparate

Bislang konnten Ärzte jedoch Medikamente auch für den »Off-Label-Einsatz«, das heißt für die Therapie außerhalb der Zulassung, verschreiben und die Krankenkassen übernahmen anstandslos die Kosten. Seit einem im März 2002 ergangenen Urteil des Bundessozialgerichts weigern sich jedoch die gesetzlichen Krankenkassen in Deutschland zunehmend, die Kosten für »Off-label-Rezepte« zu übernehmen. Dies trifft nicht nur RLS-Patienten. Die Folgen sind insgesamt fatal. In der Kinderheilkunde und in der Krebstherapie besteht ein nahezu hundertprozentiger Off-Label-Use! Hoffentlich steuert hier die Gesundheitspolitik rasch entgegen. Falls nicht: Wehren lohnt sich! Nach meiner Erfahrung wollen die Krankenkassen Klagen vermeiden. Auch werden Sie Unterstützung bei der RLS-Vereinigung in München finden.

Die gängigen Dopaminagonisten

Ropinirol (Handelsname für die Parkinson-Therapie: Requip)

In vier internationalen Studien mit mehr als 3200 RLS-Patienten erwies sich Ropinirol als hoch wirksames Medikament. Die RLS-Beschwerden gingen spürbar zurück. Im Schlaflabor zeigte sich ein Rückgang der Beinbewegungen im Schlaf, was die Schlafdauer und die Qualität des Schlafes maßgeblich besserte. Auch vor der Zulassung wurde Ropinirol bereits mit gutem Erfolg bei RLS-Patienten eingesetzt, da es als Parkinson-Medikament unter dem Namen Requip bereits seit einigen Jahren zur Verfügung steht.

Ropinirol ist hoch wirksam und lässt RLS-Beschwerden spürbar zurückgehen.

AUS DEM LEBEN

»Meine Krankenkasse lehnte die Kostenübernahme ab.«

Ein 42-jähriger Patient mit sehr schwerem RLS schilderte seine Erfahrungen aus dem Jahr 2003:

»Wegen erheblicher Schlafstörungen habe ich begonnen, unkontrolliert Schlafmedikamente einzunehmen. Schließlich war eine stationäre Entgiftung in einem Landeskrankenhaus erforderlich. Danach klagte ich immer mehr über erhebliche Unruhe in den Beinen und im ganzen Körper, die mich nicht schlafen ließen.

Dies führte meinen Neurologen zu der Verdachtsdiagnose eines RLS. Levodopa half mir gut. Im Laufe der Jahre erhöhte ich jedoch die Dosis immer mehr. Schließlich waren bis zu 2000 mg notwendig, um den Körper überhaupt unter Kontrolle zu bringen. Diese motorische Unruhe entwickelte sich explosionsartig. Es war unmöglich, sie zu halten. Ich musste aus der Wohnung regelrecht fliehen. Ich nahm gleich die ganze Medikamentenpackung mit und schluckte dann jede halbe Stunde eine Tablette bis endlich die motorische Unruhe wieder zurückging, sodass ich mich wieder hinsetzen konnte. Meine Unruhe war aber nur betäubt. Nach zirka drei Stunden drohte sich das Ganze zu wiederholen. Erneut nahm ich wieder unkontrolliert Levodopa ein.

Ich wurde deshalb in eine Fachabteilung eingewiesen. Die nach einer Schlaflaboruntersuchung dort eingesetzten Medikamente, wie Cabaseril, haben mir gut geholfen. Meine Krankenkasse lehnte jedoch die Kostenübernahme ab. Als Arbeitsloser helfen mir Privatrezepte nicht. Nachdem ich die mir notwendige Medikation nicht mehr bekam, kam es rasch zur Eskalation meines RLS. Diesmal war es jedoch schlimmer, da nunmehr die sehr starke motorische Unruhe mit einem Stimmungstief einherging. Die Depression machte den Zustand geradezu unerträglich. Erneut wurde ich über vier Wochen stationär behandelt.

Mein Widerspruch wurde währenddessen von der Krankenkasse abgelehnt. Glücklicherweise habe ich eine Rechtschutzversicherung. Ich werde gegen meine Krankenkasse klagen, zumal beim Sozialgericht keine Gerichtskosten entstehen, wie ich erfahren habe. Bis dahin hilft mir mein Neurologe. Obwohl ihm durch die Krankenkasse Regress droht, bekomme ich jetzt doch Kassenrezepte von ihm.

Bereits sehr kleine Tagesdosen sind sehr gut wirksam.

Im Vergleich zur Parkinson-Therapie reichen häufig sehr kleine Tagesdosen aus, um eine sehr gute Wirkung zu erreichen. Die meisten RLS-Patienten verspüren bei der Einnahme von 2 mg Ropinirol täglich einen maßgeblichen Rückgang der RLS-Beschwerden und sind mit dem Therapieeffekt zufrieden. Parkinson-Patienten nehmen dagegen bis 24 mg Ropinirol täglich ein. Beim RLS reichen sogar manchmal sehr geringe Tagesdosen von 0,25 oder 0,5 mg aus. Manchmal muss aber auch bis 4 mg täglich behandelt werden. Die für den jeweiligen Patienten ausreichende Tagesdosis wird bei Therapiebeginn bestimmt und zwar durch eine allmähliche Dosissteigerung, bis die Medikamentenwirkung jeweils ausreicht:

Tag 1 & 2	0,25 mg	Ropinirol (Requip) täglich
Tage 3 bis 7	0,5 mg	Ropinirol (Requip) täglich
2. Woche	1 mg	Ropinirol (Requip) täglich
3. Woche	1,5 mg	Ropinirol (Requip) täglich
4. Woche	2,0 mg	Ropinirol (Requip) täglich

dann gegebenenfalls weiter steigern bis zu einer Tagesdosis von 4 mg

5. Woche	2,5 mg	Ropinirol (Requip) täglich
6. Woche	3,0 mg	Ropinirol (Requip) täglich
7. Woche	4,0 mg	Ropinirol (Requip) täglich

Unter ärztlicher Kontrolle kann gegebenenfalls auch etwas rascher die Dosis erhöht werden.

Gerade bei Therapiebeginn kann es zu Übelkeit kommen. Auch deshalb sollte das Medikament vorsichtig eindosiert werden. Hilfreich gegen die Übelkeit ist auch das Medikament Motilium (aber keine MCP-Tropfen oder Paspertin gegen die Übelkeit. Mehr dazu findet sich auf Seite 96). Die Übelkeit lässt meist recht rasch während der Therapie nach, so dass man bald auf Motilium verzichten kann. Manche Patienten klagen auch unter Kopfschmerzen gerade am Beginn einer Ropinirol-Therapie. Ursache des Kopfschmerzes ist manchmal eine Blutdrucksenkung unter Ropinirol.

Zu Beginn der Therapie muss vorsichtig dosiert werden.

Pramipexol (Handelsname: Sifrol)

Pramipexol und Ropinirol sind chemisch verwandt. Diese beiden Medikamente sind nach unseren Erfahrungen besonders gut verträglich, und wir setzen beide sehr gerne beim RLS ein. Manche Nebenwirkungen, die bei den anderen Dopaminagonisten zumindest in der höheren Parkinson-Dosierung auftreten, werden bei diesen beiden Dopaminagonisten nicht oder seltener beobachtet. Beispielsweise kann es durch die anderen Dopaminagonisten, wie Cabaseril, zu Knöchelödemen (Wasseransammlung im Bereich der Knöchelregion) kommen.

Auch Pramipexol ist bereits in kleinen Dosen sehr gut wirksam.

Auch bei Pramipexol (Handelsname: Sifrol) reichen wie bei Ropinirol im Vergleich zur Parkinson-Therapie bereits sehr kleine Dosen aus, um einen sehr guten Therapieerfolg zu erzielen. Bei Pramipexol (Sifrol) reichen meist täglich 0,088 bis 0,7 mg für die erfolgreiche Behandlung der RLS-Beschwerden aus. Die kleinste Sifrol-Tablette enthält lediglich 0,088 mg des Wirkstoffs Pramipexol.

Von Pramipexol und Ropinirol war behauptet worden, dass sie in hoher Dosierung, wie sie bei der Parkinson-Erkrankung üblich ist, zu unüberwindlichen Einschlafattacken führen. Ein allgemeines Kraftfahrverbot bei Einnahme dieser Medikamente war zeitweilig verhängt worden. Diese besondere Vorsichtsmaßnahme hat sich jedoch als unbegründet erwiesen, und das allgemeine Kraftfahrverbot wurde aufgehoben.

Die Halbwertszeit von Sifrol und Requip ist kürzer als die von Cabaseril, sodass diese beiden Medikamente gegebenenfalls zwei- oder selten dreimal am Tag eingenommen werden müssen. Die Einnahmezeitpunkte richten sich nach dem Auftreten der RLS-Beschwerden.

Cabergolin (Handelsname: Cabaseril)

Die sehr lange Wirksamkeit von mehr als 60 Stunden ist eine besonders vorteilhafte Eigenschaft des Medikaments Cabaseril.

Vorteilhaft ist die Halbwertszeit von mehr als 60 Stunden, das heißt der Körper benötigt mehr als 60 Stunden, um die Hälfte der zugeführten Medikamentenmenge auszuscheiden bzw. zu verstoffwechseln. Entsprechend reicht die abendliche Einnahme einer einzigen Cabaseril-Dosis aus, um die RLS-Beschwerden über den gesamten Tagesverlauf zu behandeln. Folgendes Eindosierungsschema für Cabaseril hat sich bei uns bewährt:

- 1. Woche: abends 1/2 Tablette Cabaseril à 1 mg (= insgesamt 0,5 mg), bei Übelkeit zusätzlich Motilium. Teilweise ist die Wirkung von 0,5 mg Cabaseril bereits ausreichend. Wenn nicht, wird entsprechend schrittweise weiter erhöht:

- 2. Woche: abends 1 Tablette Cabaseril à 1 mg (= insgesamt 1 mg),
- 3. Woche: abends 1 Tablette Cabaseril à 2 mg (= insgesamt 2 mg),
- 4. Woche: abends 1 Tablette Cabaseril à 1 mg und 1 Tablette Cabaseril à 2 mg (= insgesamt 3 mg).

Durchschnittlich benötigen RLS-Patienten 1,8 mg pro Tag, um mit Cabaseril eine Beschwerdefreiheit zu erreichen, das heißt die meisten Patienten nehmen 1,5 oder 2 mg täglich ein. Mehr als 3 mg Cabaseril sind nach unseren Erfahrungen beim RLS praktisch nicht erforderlich.

Abbau in der Leber: Requip (Ropinirol) und Cabaseril (Cabergolin) werden vorwiegend von der Leber über die Galle und nur zu einem geringen Anteil über die Nieren ausgeschieden. Daher muss die Dosis dieser Medikamente auch bei ausgeprägter Niereninsuffizienz nicht reduziert werden. Beim urämischen RLS, also dem RLS bei Niereninsuffizienz, setzen wir besonders gerne Requip ein. Leider gibt es jedoch bislang nur wenige wissenschaftliche Untersuchungen zur Behandlung des urämischen RLS mit Ropinirol (s. a. Seite 120).

Wie kann zwischen Dopaminagonisten gewechselt werden?

Viele RLS-Patienten nehmen Dopaminagonisten mit gutem Erfolg ein. Trotzdem steht bei manchen ein Wechsel auf einen anderen Dopaminagonisten an. Beispielsweise sollte Pergolid (häufigster Handelsname: Parkotil) nicht mehr von RLS-Patienten wegen der Möglichkeit von Herzklappenveränderungen eingenommen werden. Alternativ bietet sich der Einsatz von Ropinirol an (Handelsname für die Parkinson-Therapie: Requip), das für die RLS-Therapie in Deutschland zugelassen wird.

Die Umstellung auf eine Ropinirol-Therapie ist zumeist nicht mit besonderen Problemen verbunden. Es ist jedoch so, dass

Bei der Umstellung auf Ropinirol muss die Tagesdosis neu berechnet werden.

sich die Wirksamkeit pro Milligramm bei den einzelnen Dopaminagonisten unterscheidet. Die Umstellung kann also nicht eins zu eins erfolgen. Der Arzt kann jedoch mit einer Faustregel die Ropinirol-Tagesdosis berechnen, die derjenigen des bisherigen Dopaminagonisten, wie beispielsweise Parkotil, entspricht. Dafür benutzt er das Verhältnis der maximalen Tagesdosen der beiden Dopaminagonisten für die Parkinson-Therapie. Die maximalen Tagesdosen der Dopaminagonisten werden in Tabelle 4 aufgelistet. Diese Umstellung sei an einem Beispiel erläutert:

Ein 47-jähriger RLS-Patient nimmt 2 x 0,25 mg Parkotil seit 2 Jahren mit gutem Erfolg ein. Eingenommen wurden also bislang 0,5 mg Parkotil pro Tag. Dies sind 10 Prozent der maximalen Parkotil-Tagesdosis in der Parkinson-Therapie. Die maximale Tagesdosis von Ropinirol, das ist der Wirkstoff von Requip, für Parkinson-Patienten ist 24 mg. 10 Prozent von 24 mg sind 2,4 mg. Ropinirol steht in Tabletten à 0,25, 0,5, 1, 2 und 5 mg zur Verfügung. Unser Beispielpatient wird deshalb mit täglich 2,5 mg Ropinirol (Requip) wahrscheinlich gut zurecht kommen. Möglicherweise kann er sogar später die Tagesdosis von Ropinirol in 0,25 mg-Schritten schrittweise reduzieren, ohne dass es zu einem für ihn spürbaren Wirkungsverlust kommt.

Was beim Wechsel von Cabaseril auf Ropinirol zu beachten ist.

Beim Wechsel auf Cabaseril auf Ropinirol kommt man bei Anwendung dieser Faustregel jedoch zu hohen Tagesdosen von Ropinirol. Die meisten RLS-Patienten sind unter der täglichen Einnahme von 2 mg Cabaseril beschwerdefrei. Bezogen af die maximalen Tagesdosen in der Parkinson-Therapie würden für RLS-Patienten 2 mg Cabaseril 8 mg Ropinirol (Requip) entsprechen. Die allermeisten RLS-Patienten sind jedoch bereits bei einer Tagesdosis von maximal 4 mg Ropinirol beschwerdefrei. Eine Tagesdosis von über 4 mg Ropinirol ist nur selten erforderlich. Auch muss beachtet werden, dass bei Cabaseril aufgrund der sehr langen Wirkdauer lediglich eine Einnahme pro Tag erforderlich ist. Die Wirkdauer von Ropinirol ist deutlich kürzer. Die Tagesdosis von Ropinirol muss deshalb von besonders schwer betroffenen RLS-Kranken auf zwei oder drei Einnahmen verteilt werden, um eine Wirkung über den gesamten Tagesverlauf zu erzielen. Bei anderen Patienten reicht dagegen eine Einnahme am Abend rechtzeitig vor Beginn der RLS-Beschwerden aus.

ZUSAMMENFASSUNG

Insgesamt kann es bei der Umstellung von einem Dopaminagonisten auf einen anderen zu einem Wiederauftreten von RLS-Beschwerden kommen. Unter Anleitung eines in der RLS-Therapie erfahrenen Arztes, der die Eigenschaften der einzelnen Dopaminagonisten kennt, kann diese Phase durch Dosisanpassungen rasch überwunden werden. In der Umstellungsphase kann die vermehrte Einnahme von Levodopa (Restex) in besonders schlechten Nächten helfen.

Neue Dopaminagonisten werden entwickelt

Noch nicht zugelassen ist das Medikament Rotigotine, das über ein Hautpflaster wirkt.

Die Liste der verfügbaren Dopaminagonisten wird sicher in den kommenden Jahren um weitere Präparate ergänzt. Zurzeit laufen in Deutschland Studien mit dem Dopaminagonisten Rotigotine. Dieses Medikament ist noch nicht zugelassen und deshalb lediglich im Rahmen von wissenschaftlichen Untersuchungen verfügbar. Eine Besonderheit dieses Medikaments ist, dass es über ein Hautpflaster zugeführt wird, was eine gleichmäßige Medikamentenaufnahme über den Tagesverlauf sicherstellt. Langzeituntersuchungen stehen noch aus, und somit ist zurzeit noch nicht klar, ob Rotigotine eine wichtige Ergänzung zu den bereits beim RLS eingesetzten Medikamenten werden wird.

Derzeit wird ein weiteres Hautpflaster untersucht, das einen Dopaminagonisten enthält, der in Tablettenform schon seit langen Jahren Patienten zur Verfügung steht. Dies ist Lisurid, das in Tablettenform unter dem Namen Dopergin vertrieben wird. Unklar ist jedoch zur Zeit, ob es zur Markteinführung dieses Dopergin-Hautpflasters kommen wird. Glücklicherweise gilt, dass die Forschung voranschreitet. Mit der Aufklärung der RLS-Ursache, so ist zu hoffen, werden sich auch neue Therapieansätze für das RLS ergeben werden. Noch ist dies aber Zukunftsmusik.

Kombination von Medikamenten beim schweren RLS

Für eine ausreichende Wirksamkeit können bei RLS unter Umständen bis zu drei Medikamente notwendig sein.

Weit überwiegend ist der Einsatz eines Dopaminagonisten ausreichend, um die RLS-Beschwerden zum Verschwinden zu bringen. Gelegentlich muss jedoch der Dopaminagonist mit einem weiteren Medikament, wie Levodopa oder einem Opiat kombiniert werden, um eine ausreichende Wirksamkeit zu erreichen. Selten ist sogar die Kombination von drei Medikamenten in der RLS-Therapie erforderlich. Ist eine solche Maximaltherapie mit zwei oder gar drei Medikamenten erforderlich, sollte man sich unbedingt an einen RLS-Spezialisten wenden, der gegebenenfalls Diagnose- oder Therapiefehler aufdecken kann. Im Anhang dieses Buches finden sich entsprechende Adressen.

Was ist eine Apomorphin-Pumpe?

Falls alle genannten Therapiemöglichkeiten nicht helfen, kann es bei einigen wenigen RLS-Patienten mit maximaler Beschwerdeintensität nötig sein, eine Apomorphin-Pumpe einzusetzen (Abb. 11). Apomorphin ist zwar, wie der Name vermuten lässt, ein Morphin-Abkömmling, wirkt aber nicht an einem Opiatrezeptor, sondern bindet ebenfalls an Dopaminrezeptoren und gilt daher als Dopaminagonist (= Mitspieler des Botenstoffs Dopamin).

ZUSAMMENFASSUNG

Dopaminagonisten sind vor allem für die Langzeittherapie geeignet. Dopaminagonisten helfen sehr gut beim RLS und zwar in wesentlich geringeren Dosierungen, als sie bei Parkinson-Kranken erforderlich sind. Wurde vorher Levodopa eingenommen, sollte die Umstellung überlappend erfolgen, um keine Verschlimmerung der RLS-Beschwerden in der Umstellungsphase zu riskieren.

Mit der Pumpe wird Apomorphin kontinuierlich unter die Haut mit einer täglich neu zu legenden Nadel gegeben. Diese Therapie ist sehr teuer und keineswegs unproblematisch. So treten schmerzhafte Verhärtungen im Unterhautgewebe im Bereich der Einstichstellen auf, die zum Therapieabbruch zwingen können.

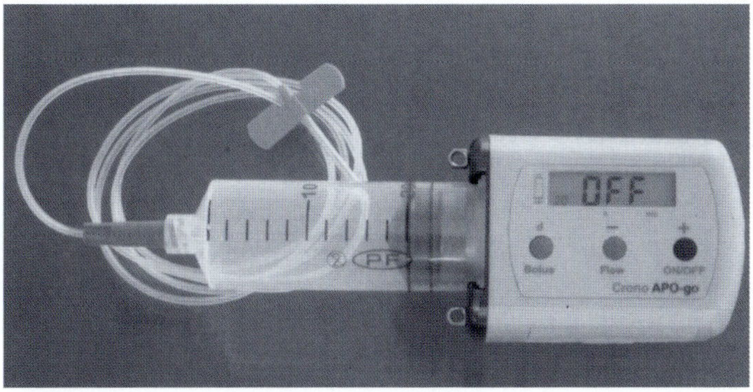

Abb. 11: Apomorphin-Pumpe. Bei wenigen Patienten mit maximalen RLS-Beschwerden, die anders nicht zu beherrschen waren, wurden bislang solche Pumpen eingesetzt, die zirka die Größe einer Zigarettenpackung haben. Die Pumpen werden am Körper getragen und das Apomorphin über eine täglich neu zu setzende Nadel kontinuierlich in das Unterhautgewebe appliziert. Apomorphin wirkt wie ein Dopaminagonist. Der Einsatz solcher Pumpen zeigt, welche schwere Ausprägungsformen das RLS annehmen kann. Die Abbildung wurde freundlicherweise von Disetronic Medical Systems Deutschland, 65843 Sulzbach/Taunus, zur Verfügung gestellt.

Behandlung mit Opiaten

Viele RLS-Patienten und auch deren Ärzte haben große Vorbehalte gegen eine Behandlung mit Opiat-Schmerzmitteln. Das verdeutlicht der folgende Bericht eines Betroffenen:

AUS DEM LEBEN

Opiate? Nein danke!

Ein 56-jähriger RLS-Patient berichtet:

»Meine RLS-Symptomatik begann 1984. Kurz darauf begann die Dialyse-Behandlung. Das Stillliegen dabei war absolut wie eine Folter. Meine RLS-Beschwerden blieben nach der ersten und dann auch nach meiner zweiten Nierentransplantation konstant. Die zweite Niere arbeitet weiterhin ohne Einschränkung, trotzdem leide ich weiterhin unter RLS – unabhängig von der Nierenfunktion. Restex hat mir nicht ausreichend geholfen. Unter diesem Medikament habe ich plötzlich massiv geträumt – Albträume verwoben mit Erlebnissen aus meiner Jugend. Ähnlich war es mit Sifrol. Das wollte ich nicht akzeptieren. Dann hat mir mein Hausarzt Tilidin verschrieben. Einmal habe ich das eingenommen. Die Wirkung war ausgezeichnet, ich hatte aber zu große Angst vor der Suchtgefahr bei diesem Schmerzmittel, um das Zeug weiter einzunehmen. Im Beipackzettel habe ich gelesen, dass es ein starkes Schmerzmittel sei. Nein danke – nicht mit mir!«

Was sind Opiate?

Opium ist der eingetrocknete, bräunlich rote Milchsaft der Kapseln des Schlafmohns, dessen medizinisch wichtigster Bestandteil das Betäubungsmittel Morphium ist. Morphium und andere Betäubungsmittel werden unter dem Oberbegriff »Opiate« zusammengefasst, wobei heute medizinisch häufiger von »Opioiden« gesprochen wird. Die suchterzeugende Wirkung bei Missbrauch dieser Substanzen ist allgemein bekannt. Wer wachen Auges durch unsere Großstädte geht, sieht die verderblichen Folgen der Opiatsucht bei heroinabhängigen »Junkies«.

Trotzdem sind diese Opiate auch sehr wirksame und segensreiche Medikamente in der Schmerztherapie, die bei bestimmungsgemäßem Gebrauch auch nicht süchtig machen. Leider wurden in Deutschland über lange Jahre auch bei schwersten Schmerzen Opiate nur sehr zurückhaltend eingesetzt. In unseren Nachbarländern ist das ganz anders. Erfreulicherweise hat sich in der Schmerztherapie nun auch in Deutschland ein Umdenken vollzogen.

Opiate werden allmählich häufiger in der Schmerztherapie eingesetzt.

Opiate können auch RLS-Patienten helfen

Auch in der Behandlung von RLS-Beschwerden sind Opiate sehr wirksam und stellen eine wichtige Medikamentenalternative zu Levodopa und den Dopaminagonisten dar. Wie schon erwähnt, haben viele Patienten und verschreibende Ärzte jedoch weiterhin erhebliche Bedenken – aus Angst vor einer Suchtentwicklung. Diese Bedenken sind jedoch nicht gerechtfertigt. Erfahrungsgemäß setzen RLS-Patienten Opiate bestimmungsgemäß ein und es kommt nicht zu einer Gewöhnung mit erheblicher Dosissteigerung.

Für Suchtgefährdete sind Opiate nicht geeignet

Opiate sollten jedoch nicht in die Behandlung von RLS-Kranken eingeführt werden, bei denen es bereits vorab zu einer Tabletten- oder Alkoholabhängigkeit gekommen ist. Bei solchen Patienten ist tatsächlich das Risiko einer Abhängigkeitsentwicklung gegeben.

Wissenschaftliche Untersuchungen zum Einsatz von Opiaten in der RLS-Therapie wurden bislang kaum durchgeführt. Da bei den meisten dieser Medikamente kein Patentschutz und somit kein Recht zur alleinigen Vermarktung mehr besteht, hat die pharmazeutische Industrie kein Interesse, solche Studienprogramme zu initiieren und zu finanzieren.

Welche RLS-Patienten profitieren von Opiaten?

Trotzdem stellt die Opiattherapie eine hervorragende Behandlungsmethode dar. Sie empfiehlt sich dann, wenn

- Levodopa und Dopaminagonisten nicht ausreichend wirksam sind. Gegebenenfalls können Levodopa und Dopaminagonisten mit Opiaten kombiniert werden,
- Levodopa und Dopaminagonisten nicht verträglich sind,
- bei Patienten medizinische Gründe gegen eine Therapie mit Levodopa und den Dopaminagonisten vorliegen,
- eine Opiattherapie zur Behandlung chronischer Schmerzen sowieso erforderlich ist, beispielsweise im Rahmen einer Osteoporose.

Opiate wirken sofort und lang anhaltend

Opiate müssen von einem erfahrenen Arzt verordnet werden; sie wirken sofort.

Die »starken Opiate« unterliegen bis auf Oxygesic den Bestimmungen des Betäubungsmittelgesetzes. Die Verschreibung solcher Opiate muss auf speziellen Rezeptformularen erfolgen. Die Opiattherapie des RLS gehört aber auch ansonsten in die Obhut eines darin erfahrenen Arztes. Meist wird mit 20 Tropfen Tilidin/Naloxon (Valoron) kurz vor dem Schlafengehen begonnen. Erfreulicherweise setzt bei den Opiaten die Wirkung praktisch sofort ein. Zeigt sich eine gute Wirksamkeit kann auf das Retardpräparat derselben Substanz umgestellt werden, wie z.B. Valoron retard 50 mg, die eine Wirkdauer von 8–10 Stunden haben und somit über den gesamten Nachtschlaf hinweg wirken. Retardpräparate sind Arzneimittel mit einer zum unretardierten Präparat verlängerten Wirkzeit, da sie beispielsweise verzögert aus dem Magen-Darm-Trakt aufgenommen werden.

Gelegentlich können Opiate Übelkeit erzeugen. Ähnlich wie bei den Dopaminagonisten können hier beispielsweise 3 x 30 Tropfen Motilium helfen. Gegebenenfalls wird bei Unverträglichkeit auch auf ein anderes Opiat und bei nicht ausreichender Wirksamkeit auf ein stärkeres Opiat gewechselt. Bei schwersten, über den gesamten Tagesverlauf anhaltenden Beschwerden können sich Opiat-Hautpflaster als günstig erweisen (Fentanyl-Hautpflaster Durogesic SMAT in den Stärken 12, 25, 50, 75 und 100 µg/Stunde; Buprenorphin-Hautpflaster Transtec in den Stärken 35, 52,5 und 70 µg/Stunde). Solche Pflaster geben kontinuierlich den Wirkstoff durch die Haut hinweg an den Körper ab. Wie einfach die Anwendung von Opiat-Pflastern ist, wird in Abb. 12 gezeigt.

INFO

Welche Präparate gibt es?

Folgende Opiate sind auf dem Markt und werden beim RLS eingesetzt:

»schwache Opiate«

- Dihydrocodein (z.B. DHC 60 mg/90 mg/120 mg Mundipharma Retardtabletten),
- Tramadol (mehrere Präparate von unterschiedlichen Firmen; z.B. Tramal in verschiedenen Zubereitungen als 50-mg-Kapseln, Retardtabletten Tramal long à 100 mg, 150 mg und 200 mg und als Lösung),
- Tilidin/Naloxon-Tropfen, unretardierte und retardierte Formen (Handelsname z.B. Valoron, das als Kapseln, Retardtabletten und als Lösung zur Verfügung steht),

»starke Opiate«

- retardiertes Morphin in verschiedenen Stärken von mehreren Herstellern (z.B. MST),
- Oxycodon (Handelsname Oxygesic),
- Hydromorphon (Handelsname Palladon),
- nur ausnahmsweise beim RLS: Levomethadon (Handelsname L-Polamidon).

ZUSAMMENFASSUNG

Die Opiate stellen eine wertvolle Bereicherung des Medikamentenspektrums beim RLS dar. Erfahrungsgemäß kann vielen RLS-Patienten durch eine Opiat-Therapie sehr gut geholfen werden. Trotzdem gibt es bei vielen Patienten Vorbehalte gegen eine solche Therapie – aus Sorge vor einer Abhängigkeitsentwicklung.

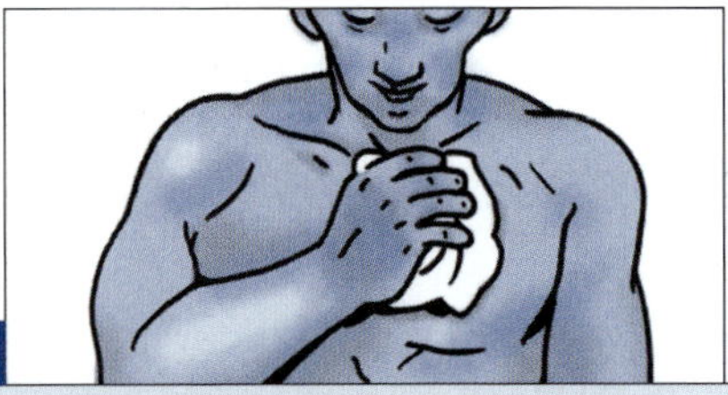

1.

- Das Pflaster auf saubere, trockene, fettfreie, unbehaarte Haut kleben. Vorher mit lauwarmem Wasser die Hautstelle reinigen.

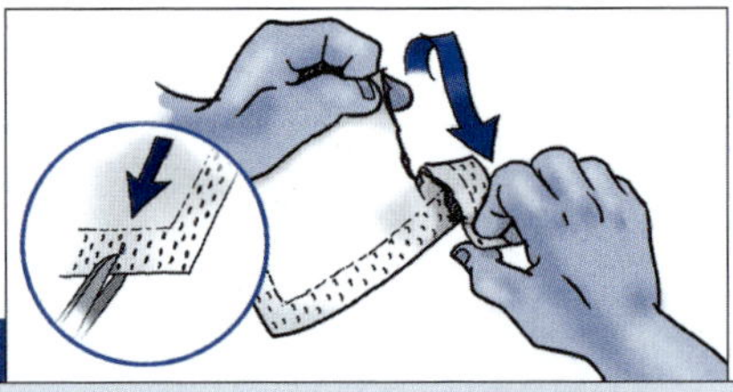

2.

- Die Schutzhülle an der Markierung einschneiden und aufreißen.

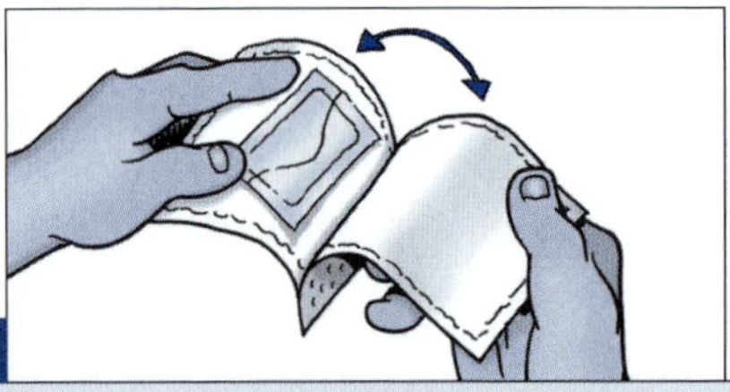

3.

- Die Schutzhülle wie ein Buch aufklappen und das Pflaster entnehmen.

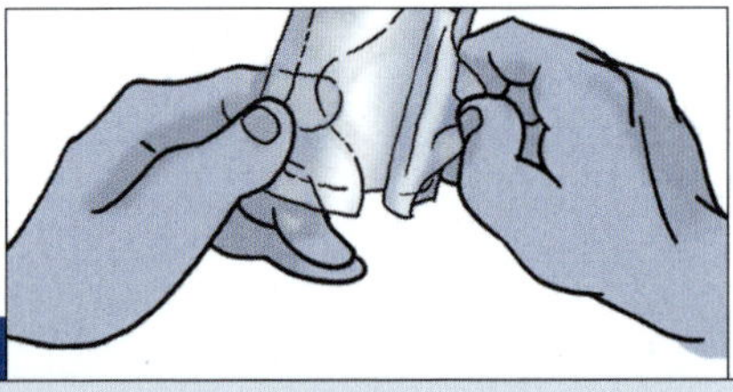

4.

- Eine Hälfte der s-förmig geschlitzten Schutzfolie vom Pflaster abziehen. Klebefläche nicht berühren, sonst Beeinträchtigung der Klebefähigkeit.

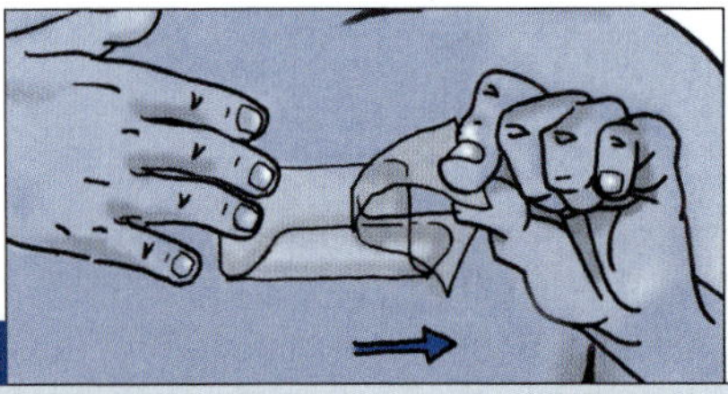

5.

- Die von der Schutzfolie befreite Hälfte des Pflasters aufkleben, dann die andere Hälfte der Schutzfolie ganz abziehen.

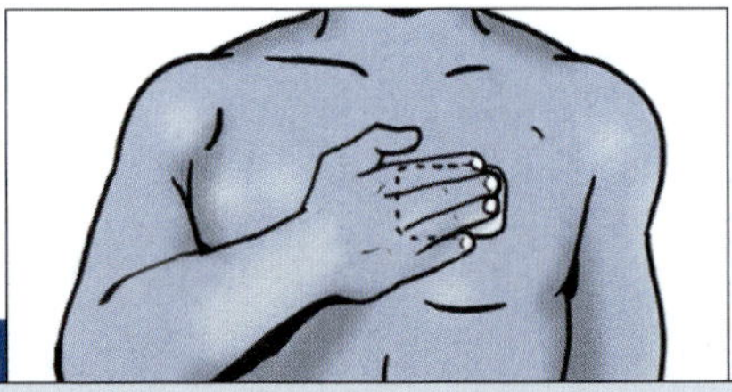

6.

- Das Pflaster komplett aufkleben und mit der **flachen Hand 30 Sekunden fest andrücken.** Pflasterränder sollten gut auf der Haut kleben.

Abb. 12: Die Anwendung von Opiat-Pflastern, wie Durogesic SMAT, ist einfach, wie diese Abbildung zeigt. Die Pflaster werden im Bereich des Oberkörpers oder des Oberarms aufgebracht. Wichtig ist, dass die Wirkung dieser Pflaster anders als bei Tabletten nicht rasch einsetzt. Es kann Tage dauern, bis eine ausreichende Linderung erreicht ist. Die Abbildung wurde uns freundlicherweise von der Firma Janssen-Cilag überlassen.

Gabapentin und weitere RLS-Medikamente

Gabapentin wirkt nicht nur bei RLS, sondern auch bei einer Polyneuropathie.

Gabapentin (Handelsnamen Neurontin, Gabapentin HEXAL, Gabapentin ratiopharm, Gabapentin STADA) ist das »jüngste Mitglied« in der Medikamentenfamilie zur Behandlung der ruhelosen Beine. Es stammt aus der Epilepsie-Behandlung, aber dieses Medikament hat ein bemerkenswert großes Wirkspektrum. Vorteilhaft an Gabapentin ist insbesondere, dass es auch gegen Schmerzen und Missempfindungen im Rahmen einer Polyneuropathie wirkt. Da einige Patienten beispielsweise durch eine Niereninsuffizienz bedingt an RLS und zusätzlich an einer Polyneuropathie leiden, bietet sich für solche doppelt betroffenen Patienten eine Behandlung mit Gabapentin an. Aber auch beim RLS ohne erkennbare Ursache ist dieses Medikament gut wirksam.

Wie erfolgt die Behandlung mit Gabapentin?

Dieses Medikament ist im Allgemeinen gut verträglich und kann innerhalb weniger Tage eindosiert werden. Man beginnt mit 300 mg pro Tag. Die Kapseln und Tabletten sind recht groß, sodass manchem Patienten das Herunterschlucken schwer fällt. Die Dosis wird dann schrittweise – abhängig vom jeweiligen Therapieeffekt – bis auf eine Tagesdosis von 2400 mg verteilt auf drei Einnahmezeitpunkte gesteigert.

Bei einer eingeschränkten Nierenfunktion muss deutlich niedriger dosiert werden. Besondere Wechselwirkungen mit anderen Medikamenten gibt es nicht. Nur gelegentlich zeigen sich unspezifische Begleitwirkungen wie Schläfrigkeit, Schwindel, Kopfschmerzen und Übelkeit. Alte Patienten vertragen manchmal Gabapentin schlecht.

Mit Progabalin (Handelsname Lyrica) wurde 2004 ein neues, dem Gabapantin vergleichbares Medikament eingeführt. Es ist bei Polyneuropathie-Schmerzen sehr gut wirksam. Erfahrungen beim RLS gibt es jedoch bislang kaum.

Carbamazepin und Valproat

Wenn andere Medikamente nicht helfen, wird Carbamazepin oder Valproat eingesetzt.

Zwei weitere Medikamente aus der Epilepsie-Behandlung sind Bestandteil der RLS-Therapie. Dies sind Carbamazepin und Valproat. Gebräuchliche Carbamazepin-Präparate sind beispielsweise Tegretal und Timonil. Beispiele für gängige Valproat-Präparate sind Ergenyl und Orfiril. Beide Medikamente werden jedoch nur dann eingesetzt, wenn weder Levodopa, noch Dopaminagonisten oder Opiate vertragen werden. Es handelt sich um Ausweichpräparate oder anders formuliert um Medikamente der letzten Wahl. Für junge Frauen, die schwanger werden können, sind diese beiden Medikamente gänzlich ungeeignet. Die Gefahr einer Missbildung für das ungeborene Kind ist erheblich.

Benzodiazepine

ZUSAMMENFASSUNG

Patienten mit Niereninsuffizienz, die sowohl an einem RLS als auch an Polyneuropathie leiden, kann das Epilepsie-Medikament Gabapentin (Handelsname z.B. Neurontin) helfen, da es beide Symptome lindert. Weitere Epilepsie-Medikamente können unter Umständen helfen, wenn alle anderen Medikamente versagen. Benzodiazepine dürfen nicht regelmäßig eingenommen werden, weil die Gefahr der Gewöhnung besteht.

Ebenso wird Clonazepam (Rivotril), ein Benzodiazepin, nur in besonderen Situationen beim RLS eingesetzt, wie z. B. beim RLS im Rahmen einer Niereninsuffizienz (siehe Seite 122). Ein bekanntes Benzodiazepin ist Valium, was auch die Probleme einer Rivotril-Therapie aufzeigt.

Clonidin

Das Blutdruckmedikament Clonidin (Catapresan) hat keine Bedeutung mehr in der RLS-Therapie. Im Einzelfall wird diese Substanz immer noch eingesetzt und mag dann auch helfen.

Behandlung des urämischen RLS

Urämie ist die Stoffwechselsituation beim Versagen der Nieren und ist häufig mit einem RLS vergesellschaftet. Nicht selten besteht bei urämischen Patienten ein Eisenmangel. Eine Nierentransplantation beinhaltet die Chance ein urämisches RLS ursächlich zu behandeln und damit zum Verschwinden zu bringen. Die durchschnittliche Wartezeit auf eine Nierentransplantation in Deutschland liegt jedoch mit steigender Tendenz bei mehr als sechs Jahren, sodass die Wartezeit mit einer medikamentösen RLS-Therapie überbrückt werden muss.

Urämie bedeutet Harnvergiftung, wenn die mit dem Harn auszuscheidenden Stoffe z.B. bei Nierenversagen zurückgehalten werden.

Eine medikamentöse Therapie des RLS kann das Beschwerdebild lindern und damit zu einer deutlichen Verbesserung der Lebensqualität führen. Die Medikation beim urämischen RLS unterscheidet sich nicht wesentlich von der des sonstigen RLS. Unbedingt ist jedoch eine Abstimmung zwischen Dialyse-Arzt und dem Neurologen erforderlich, der das RLS behandelt. Urämie-Patienten nehmen zumeist eine Vielzahl von Medikamenten ein. Eventuelle Wechselwirkungen zwischen diesen Medikamenten sind zu beachten. Bei Medikamenten, die ansonsten über die Niere ausgeschieden werden, muss gegebenenfalls die Medikamentendosis reduziert werden. Bedauerlicherweise gibt es bislang nur wenige wissenschaftliche Untersuchungen, die die Behandlungsoptionen bei urämischem RLS untersuchen.

Wechselwirkungen zwischen RLS- und Urämie-Medikamenten müssen unbedingt beachtet werden.

Levodopa hilft bei urämischem RLS

Auch bei urämischen RLS-Patienten ist Levodopa (z.B. Restex) gut wirksam, wie durch eine wissenschaftliche Untersuchung belegt wurde. Diese Studie zeigte, dass sich durch eine Levodopa-Medikation die Lebensqualität der urämischen RLS-Patienten bessert. Treten die RLS-Beschwerden während der Tagesstunden auf, muss gegebenenfalls Levodopa mehrmals täglich eingenommen werden. Gerade Patienten, deren Beschwerden während der Dialyse (Blutwäsche an der künstlichen Niere) auftreten oder sich verstärken, können durch die Einnahme von 100–250 mg Levodopa zirka 45 Minuten vor Dialysebeginn eine Linderung erfahren. Eine Levodopa-Tagesdosis von 500–600 mg sollte nur in begründeten Ausnahmefällen überschritten werden.

Dopaminagonisten sind bei Niereninsuffizienz nicht so gut geeignet

Pergolid kann den Blutdruck senken und starke Übelkeit verursachen.

Der Einsatz des Dopaminagonisten Pergolid (Handelsname u.a Parkotil; in Österreich und der Schweiz Permax) beim urämischen RLS wurde wissenschaftlich untersucht. Mögliche Nebenwirkungen sind beispielsweise eine Verminderung des Blutdrucks und in der Anfangsphase eine ausgeprägte Übelkeit. Aktuell wurde das Risiko von Herzklappenveränderungen als seltene schwere Pergolid-Nebenwirkung erkannt. Pergolid sollte deshalb nicht mehr in der RLS-Therapie eingesetzt werden.

Bei Niereninsuffizienz sind Ropinirol (Reguip) und Cabergolin (Cabaseril) günstig.

Die Eindosierung der Dopaminagonisten muss bei Niereninsuffizienz besonders langsam und vorsichtig erfolgen. Auch bei Dopaminagonisten, die vorwiegend über die Leber ausgeschieden werden, wie Ropinirol, sind Wechselwirkungen mit anderen Medikamenten möglich und gegebenenfalls vom Arzt zu beachten. Wie die anderen Dopaminagonisten auch ist Ropinirol nicht für den Einsatz bei schwerer Niereninsuffizienz zugelassen. Trotzdem hat es sich bei Niereninsuffizienz als gut verträglich erwiesen, wie eine wissenschaftliche Untersuchung gezeigt hat.

Die Opiatwirkung ist beim urämischen RLS sehr gut

Wegen der eher schlechten Verträglichkeit von Dopaminagonisten stellen Opiate gerade für urämische RLS-Patienten eine wertvolle Medikamentenalternative dar. Sinnvoll kann der Einsatz von Opiatpflastern sein, mit denen der Wirkstoff gleichmäßig über den gesamten Tagesverlauf zugeführt wird.

Gabapentin (Neurontin) hilft bei zusätzlicher Polyneuropathie

Mindestens 25 % der Dialyse-Patienten weisen eine Polyneuropathie auf. Ein RLS findet sich bei 20–40 % der Dialyse-Patienten. Während vielfach das RLS gut mit Medikamenten behandelt werden kann, gilt dies nicht für Polyneuropathie-Schmerzen und Missempfindungen. Es verbleibt also auch bei erfolgreicher RLS-Behandlung eine Restsymptomatik durch die Polyneuropathie. Nach meiner Erfahrung überwiegt bei vielen Urämie-Patienten mit einer Kombination aus RLS und Polyneuropathie die RLS-Symptomatik, sodass bei diesen Patienten durch eine konsequente RLS-Behandlung eine erhebliche Linderung erreicht werden kann.

Schmerzen und Missempfindungen bei Polyneuropathie sind nur schwer zu behandeln; es bleiben immer Symptome zurück.

Gabapentin ist für die Behandlung des Polyneuropathie-Schmerzes zugelassen und auch beim RLS gut wirksam. Wie schon auf Seite 117 f. beschrieben, bietet dieses Medikament folglich die Möglichkeit, beide Erkrankungen, Polyneuropathie und RLS, zu behandeln. Die bisherigen wissenschaftlichen Untersuchungen zur Gabapentin-Behandlung des RLS beziehen sich jedoch ausschließlich auf Patienten mit idiopathischem RLS und nicht auf solche mit Urämie. Bei Niereninsuffizienz muss Gabapentin sehr niedrig und vorsichtig dosiert werden. Ein Handelsname von Gabapentin ist Neurontin.

Benzodiazepine dürfen nur selten eingenommen werden

Clonazepam (Rivotril), ein Benzodiazepin, wird zeitweise beim RLS im Rahmen einer Niereninsuffizienz eingesetzt. Allerdings nur, wenn mit anderen RLS-Medikamenten keine ausreichende Beschwerdeminderung erreicht wird.

Zur Arzneimittelgruppe der Benzodiazepine gehören beispielsweise auch Valium und viele Schlafmedikamente. Benzodiazepine zeigen einen Gewöhnungseffekt, das heißt die Wirkung des Medikaments lässt nach, und man spürt dann im Wesentlichen nur noch das Fortlassen des Medikaments.

Wegen des Gewöhnungseffekts sollten Benzodiazepine nur gelegentlich genommen werden.

Dieser Gewöhnungseffekt tritt auch bei starken Kaffeetrinkern auf. Diese registrieren nur noch abgeschwächt die Kaffeewirkung, bemerken aber deutlich, wenn sie »ihren Kaffee« nicht bekommen. Benzodiazepine sollten daher nur gelegentlich eingenommen werden, um eine Gewöhnung zu vermeiden. Wir verschreiben zum Beispiel 1 mg Rivotril nur als gelegentliche Einschlafhilfe, insbesondere bei Patienten, die unabhängig vom RLS unter einer Ein- oder Durchschlafstörung leiden.

ZUSAMMENFASSUNG

Auch bei urämischen RLS-Patienten ist Levodopa gut wirksam und kann oft die Beschwerden der ruhelosen Beine während der Dialyse (Blutwäsche) lindern. Unter den Dopaminagonisten bietet sich der Einsatz von Ropinirol (Requip) oder Cabergolin (Cabaseril) an, die über die Leber ausgeschieden werden. Opiate dagegen können für RLS-Kranke mit Niereninsuffizienz eine wertvolle Alternative sein.

Häufig gestellte Fragen

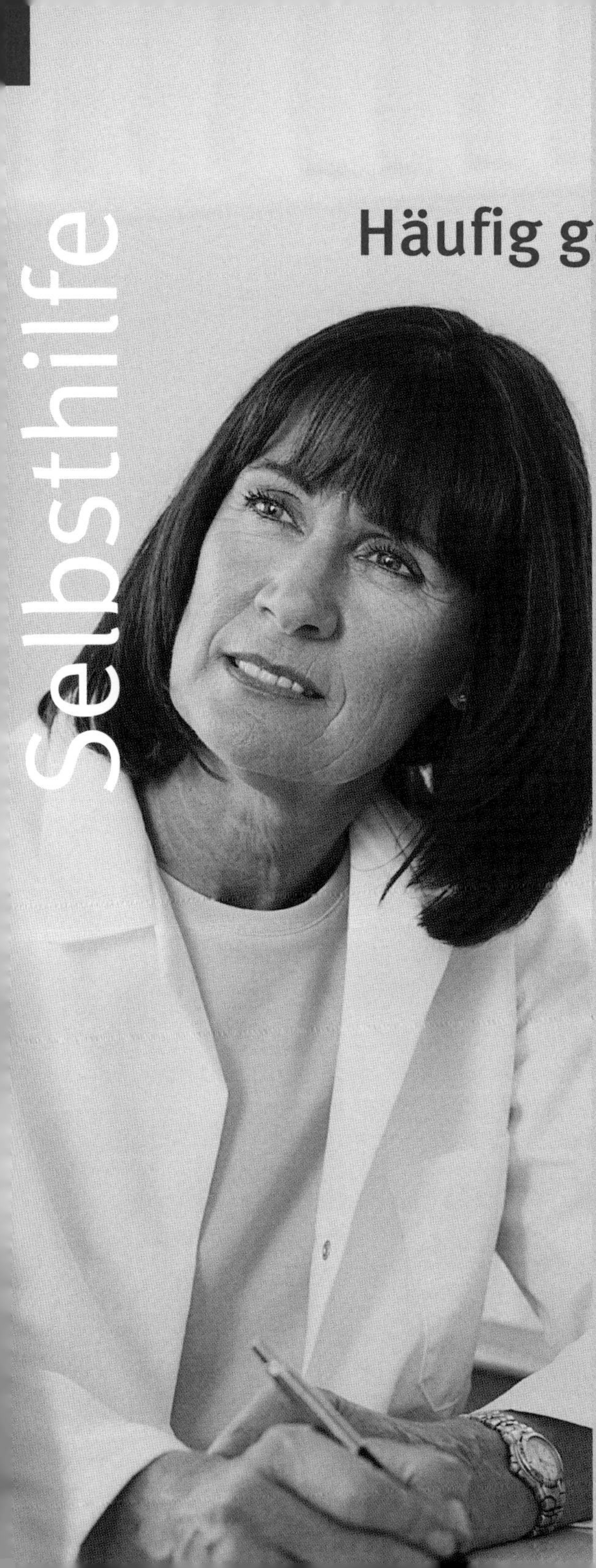

Es gibt Fragen und Sorgen, die viele RLS-Patienten immer wieder beschäftigen: Kann mein Kind an RLS erkranken? Was passiert in einer Schwangerschaft? Erkranke ich später womöglich an Parkinson? Kann ich meinen Beruf behalten? Prof. Sieb kennt die Ängste und Nöte, die hinter diesen Fragen stehen und beantwortet sie in diesem Kapitel deshalb verständlich und offen.

Kann RLS bereits bei Kindern vorkommen?

RLS kommt auch schon bei Kindern vor und ist meistens ererbt.

Die Antwort ist ein klares Ja. Obwohl das RLS eher eine Alterserkrankung ist, können bereits Kinder und Jugendliche unter ruhelosen Beinen leiden, wobei in diesem Lebensalter die Erkrankung noch seltener diagnostiziert bzw. häufiger verkannt wird als im Erwachsenenalter. Vermutlich ist das RLS bei Kindern vorwiegend erblich verursacht und entsprechend finden sich in den Familien von Kindern mit dem Restless-Legs-Syndrom weitere Familienmitglieder mit RLS.

Zahlreiche RLS-Patienten geben an, dass ihre Beschwerden bereits vor dem 20. Lebensjahr begonnen haben.

Warnsignale: Schmerzen in den Beinen und nächtliches Umherwandern

Typisch sind Unruhe beim Zubettgehen und aufwachen und aufstehen in der Nacht.

Die Anzeichen bei Kindern sind den RLS-Symptomen im Erwachsenenalter sehr ähnlich. Typisch ist eine ausgeprägte Unruhe beim Zubettgehen. Wenn die Eltern das Kind ins Bett bringen, strampelt es heftig mit den Beinen und dreht sich häufig im Bett um. Nachts wird das Kind oft wach und steht auf. Morgens ist das Bett zerwühlt. Die Kinder jammern abends und nachts, dass ihnen die Beine wehtun. Diese Beschwerden werden häufig als »Wachstumsschmerz« abgetan.

Am nächsten Tag sind diese Kinder dann müde und gereizt. Kinder- und Jugendpsychiater kennen das Krankheitsbild des »hyperaktiven Kindes«, auch ADHD (Attention Deficit Hyperactivity Disorder) genannt. Die achtjährige Rebekka ist dafür ein typisches Beispiel: Sie möchte sich ständig bewegen und hat sowohl zu Hause als auch in der Schule Schwierigkeiten wegen ihres großen Bewegungsdrangs. Sie kann sich schlecht konzentrieren und reagiert sehr impulsiv.

Fehldiagnose: hyperaktives Kind

ADHD ist bei manchen Kindern tatsächlich RLS.

Möglicherweise leidet manches Kind mit der Diagnose einer ADHD tatsächlich unter RLS. Wissenschaftliche Untersuchungen dazu sind bislang nicht unternommen worden. Erst kürzlich hat eine Arbeitsgruppe der »Deutschen Gesellschaft für Schlafmedizin« eigene Kriterien für die RLS-Diagnose bei Kindern aufgestellt (siehe Kasten).

Anders als bei Erwachsenen sollte jeder RLS-Verdacht bei Kindern durch eine Untersuchung im Schlaflabor bestätigt werden. Auch sollte aus meiner Sicht unbedingt ein Kinder- und Jugendpsychiater zu Rate gezogen werden. Die Diagnose und Therapie des RLS bei Kindern gehören in die Hand des erfahrenen Spezialisten. Es gibt keine wissenschaftlichen Anweisungen zur Therapie des RLS bei Kindern. Ich persönlich wäre beispielsweise mit dem Einsatz von Dopaminagonisten bei Kindern sehr zurückhaltend.

Wenn Sie vermuten, dass Ihr Kind am Restless-Legs-Syndrom leidet, können Sie sich gegebenenfalls an Frau Dr. M. Hornyak wenden (Schlafmedizinisches Zentrum, Universitätsklinikum, Hauptstr. 5, 79104 Freiburg i.Br., E-Mail: magdolna_hornyak@psyallg.ukl.uni-freiburg.de, Tel: 0761/270 6501). Jedem Kind mit RLS ist zu wünschen, dass die Erkrankung tatsächlich erkannt wird. Ansonsten wird es kein Verständnis für seine Krankheit und die damit verbundenen Verhaltensauffälligkeiten in der Familie sowie insbesondere auch in der Schule finden.

INFO

Diagnose des RLS bei Kindern

Von einer Arbeitsgruppe der »Deutschen Gesellschaft für Schlafmedizin« wurden kürzlich diagnostische Kriterien eigens für die Diagnose des RLS bei Kindern vorgestellt. Diese sind erforderlich, da Kinder entsprechend ihres Alters und ihrer sprachlichen Ausdruckmöglichkeiten die RLS-Beschwerden anders schildern als Erwachsene (Hornyak et al. 2002).

Obligate Kriterien, die zur Diagnose vorliegen müssen:

- der Bewegungsdrang in den Beinen ist mit Missempfindungen oder Schmerzen in den Beinen verbunden,
- die Missempfindungen in den Beinen verstärken sich in Ruhe und bessern sich durch Bewegung,
- die Missempfindungen in den Beinen verstärken sich abends und nachts,
- es besteht ein subjektiver Leidensdruck beim Kind durch die Symptome,
- die beschriebenen Symptome bestehen seit mindestens 6 Monaten.

Als zusätzliche klinische Zeichen können bestehen:

- unwillkürliche Bewegungen der Beine im Wachzustand oder in Ruhe sowie periodische Beinbewegungen im Schlaf,
- unauffälliger neurologischer Befund,
- positive Familienanamnese.

ZUSAMMENFASSUNG

RLS kann bereits im Kindesalter vorkommen, häufig finden sich in den betroffenen Familien weitere RLS-Fälle. Die Gefahr der Fehldiagnose ist größer als bei Erwachsenen. Zur Absicherung wird bei Kindern auf jeden Fall eine Schlaflaboruntersuchung durchgeführt, wenn der Verdacht eines Restless-Legs-Syndroms besteht.

Wie verhält sich das RLS in der Schwangerschaft?

Ein RLS verstärkt sich oft in der Schwangerschaft und kann fast unerträglich werden.

Sehr viele Schwangere (10–30%) leiden, insbesondere in den letzten Monaten vor der Entbindung, erheblich unter unruhigen Beinen. Bei vielen Frauen tritt das Restless-Legs-Syndrom erstmals in der Schwangerschaft auf. Frauen, die bereits vorher RLS-Beschwerden hatten, bemerken in der Schwangerschaft oft eine Verstärkung der Symptome. Dabei können die ruhelosen Beine bei einigen Schwangeren nahezu unerträglich werden. Eine meiner Patientinnen sagte, dass sie bei einer erneuten Schwangerschaft lieber abtreiben würde, als die RLS-Tortur ihrer ersten Schwangerschaft nochmals durchzustehen! Glücklicherweise gehen die RLS-Beschwerden nach der Entbindung meist rasch wieder zurück.

Schwangerschaft und Stillphase sollten medikamentenfrei bleiben

Grundsätzlich gilt, dass bei Einnahme eines Medikamentes in der Schwangerschaft durch die enge Verknüpfung des mütterlichen und kindlichen Kreislaufs auch immer das Ungeborene »mitbehandelt« wird. Wenn irgend möglich, sollte daher auf eine medikamentöse Therapie des RLS in der Schwangerschaft verzichtet werden.

Risiken bei Medikamenteneinnahme in der Schwangerschaft.

In den ersten beiden Wochen nach der Empfängnis (das heißt in der 3. und 4. Schwangerschaftswoche) – also noch vor Bekanntwerden der Schwangerschaft – ist das Missbildungsrisiko nach jetzigem Wissensstand offenbar sehr gering. Entweder übersteht die Frucht unbeschadet die Medikamentenwirkung oder sie erleidet so schwere Störungen, dass es zu einem Fruchtabgang kommt.

In der 5. bis 12. Schwangerschaftswoche sind Medikamente dagegen besonders gefährlich. Jetzt können sie zu Fehlbildungen führen, da in dieser Phase die wichtigsten Organe angelegt werden.

Ab dem 4. Schwangerschaftsmonat ist die Gefahr einer Fehlbildung zwar weitgehend vorüber, aber das ungeborene Kind könnte trotzdem durch Medikamente geschädigt werden. Denn diese können beispielsweise vorzeitige Wehen auslösen, das kindliche Wachstum hemmen oder die Durchblutung der Plazenta drosseln.

Auch in der Phase direkt vor der Geburt und während des Stillens wären RLS-Medikamente ein Risiko für das Kind. Bei regelmäßiger Einnahme von Benzodiazepinen oder Opiaten kann es nach der Entbindung bei dem Neugeborenen zu Entzugserscheinungen kommen. Weiterhin treten Benzodiazepine und Opiate in die Muttermilch über. Levodopa und Dopaminagonisten unterdrücken die mütterliche Milchbildung und verhindern somit das Stillen.

Ist eine medikamentöse Therapie von Schwangeren mit RLS unausweichlich, empfiehlt sich eine enge Abstimmung zwischen Geburtshelfer und Neurologen. Niemals sollten Medikamente ohne ärztliche Rücksprache eingenommen werden. Die Schwangere und der behandelnde Arzt können zur Medikamentenauswahl von der Deutschen RLS-Vereinigung ein hilfreiches Informationsblatt abrufen. Die Medikamentenauswahl muss individuell erfolgen. Bei leichten RLS-Beschwerden kann Magnesium ausreichend lindern. Bei erheblichen RLS-Beschwerden sind gegebenenfalls Opiate erforderlich. Bei anderen RLS-Medikamenten, wie Levodopa, den Dopaminagonisten sowie insbesondere bei dem nur selten beim RLS eingesetzten Epilepsie-Medikamenten Valproat

Ein Infoblatt zu Medikamenten in der Schwangerschaft gibt es bei der Deutschen RLS-Vereinigung.

und Carbamazepin, besteht das Risiko einer Fruchtschädigung.

Im Internet sind aktuelle Informationen zu dem Risiko von Medikamenten in der Schwangerschaft abrufbar (beispielsweise unter http:/giftnotruf.de/embryotox oder englischsprachig unter http:/motherisk.org).

ZUSAMMENFASSUNG

Zehn bis 30 Prozent der Schwangeren leiden unter ruhelosen Beinen. Einige leiden sogar massiv darunter. Nach der Entbindung klingen die RLS-Beschwerden meist rasch ab. Im Zweifelsfall wird man während einer Schwangerschaft ganz auf die Einnahme von Medikamenten verzichten.

Manche Autoren empfehlen Schwangeren vorbeugend gegen RLS-Beschwerden die Einnahme von Folsäure. Folsäure gehört zum Vitamin-B-Komplex und ist beispielsweise für die Blutbildung wichtig. Weiterhin sollte ein Eisenmangel ausgeglichen werden.

Was müssen RLS-Kranke bei einer Krebstherapie beachten?

Selbstredend können auch RLS-Kranke an Krebs erkranken. Angesichts der häufig lebensbedrohlichen Erkrankung stellt sich häufig Verzweiflung ein. In dieser schweren Lebensphase ist die RLS-Erkrankung eine zusätzliche Belastung. Grundsätzlich gilt, dass die RLS-Medikamente auch während einer Krebstherapie weiter eingenommen werden können. Übelkeit und Erbrechen, die sich häufig während einer Chemotherapie oder Bestrahlung einstellen, sind jedoch gerade für RLS-Kranke ein häufig sehr belastendes Therapieproblem. Bei heftigem Erbrechen können gegebenenfalls keine RLS-Tabletten eingenommen werden. Dann sind Opiathautpflaster eine therapeutische Alternative zu einer Tablettentherapie.

Medikamente gegen Übelkeit und Erbrechen.

Bestimmte gegen Übelkeit und Erbrechen gerichtete Medikamente, wie Metoclopramid (MCP-ratiopharm, Paspertin), verstärken RLS-Beschwerden. Für RLS-Kranke empfiehlt sich die Einnahme von Domperidon (Motilium). Auch kann der Arzt hoch wirksame Medikamente gegen Übelkeit und Erbrechen einsetzen, so genannte 5-HT3-Antagonisten. Zu dieser für RLS-Kranke geeigneten Medikamentengruppe gehört beispielsweise Zofran (Wirkstoff: Ondansetron). Diese 5-HT3-Antagonisten sind jedoch auch für RLS-Kranke nicht problemlos. Sie können, gerade wenn sie gemeinsam mit Opiaten eingenommen werden, den Stuhlgang sehr erschweren. Reichen dann Stuhlgang fördernde Maßnahmen nicht aus, muss gegebenenfalls auf die Opiatpflaster verzichtet werden.

Medikamente gegen Angst und Niedergeschlagenheit.

Viele Krebspatienten verlässt der Lebensmut. Angst und Verzweiflung verselbstständigen sich. Auch hier kann eine medikamentöse Hilfe erforderlich sein. Mit Zuversicht lässt sich vieles bessern meistern. Medikamente zur Stimmungsstabilisierung können jedoch auch RLS-Beschwerden verstärken. Insbesondere die so genannten tri- und tetrazyklische Antidepressiva. Zu dieser Gruppe von Medikamenten gegen Depression gehören beispielsweise Saroten (Wirkstoff: Amitriptylin) und Stangyl (Wirkstoff: Trimipramin), die manchmal auch als Einschlafhilfe verschrieben werden. Günstig sind dagegen Antidepressiva, die keine gegen das Dopamin gerichtete Wirkung haben. Dazu gehört u.a. Edronax und Solvex (Wirkstoff: Reboxetin). Antidepressiva unterscheiden sich jedoch darüber hinaus in ihrer Wirkung, so dass es kein Antidepressivum gibt, dass für jeden RLS-Kranken optimal wäre.

Insgesamt ist der RLS-Kranke während einer Krebstherapie auf die Betreuung durch einen erfahrenen Arzt angewiesen, der die besonderen Probleme beim RLS kennt. Eine hilfreiche Informationsquelle gerade für behandelnde Ärzte ist das Merkblatt von Frau Dr.med. I. Eisensehr, das bei der RLS-Vereinigung in München abgerufen werden kann.

Was ist bei Operationen zu beachten?

Die Phase nach einer Operation kann für RLS-Patienten zur Qual werden. Das unvermeidliche ruhige Liegen und der Wundschmerz können den frisch Operierten sehr peinigen.

Wenn bei Ihnen als RLS-Patient eine Operation ansteht, sollten Sie die Krankenhausärzte unbedingt vorher auf Ihr Restless-Legs-Syndrom hinweisen. Damit Sie gegebenenfalls mit den entsprechenden Medikamenten versorgt werden können und nicht erleben müssen, was ein 75-jähriger RLS-Patient im Folgenden schildert:

AUS DEM LEBEN

»Meine Tortur begann auf der Normalstation«

»Im Februar bin ich operiert worden – ein neues Hüftgelenk rechts. Nach der Operation auf der Intensivstation ging es mir noch gut. Man hat mir starke Schmerzmedikamente verabreicht, und auch die RLS-Beschwerden waren nicht allzu deutlich. Meine Tortur begann nach der Verlegung auf die Normalstation. Die Schmerzmedikamente wurden reduziert. Ich musste weiterhin das Bett hüten und massiv meldeten sich die RLS-Beine zurück. Die Nächte waren lang wie noch nie. Die Schwestern und die orthopädischen Dienstärzte – es war Wochenende – hatten überhaupt kein Verständnis für mich. Erst Mitte der folgenden Woche kam ein Neurologe, der mit RLS etwas anfangen konnte. Die Tage und Nächte bis dahin wünsche ich aber selbst meinem ärgsten Feind nicht.«

Was der Narkosearzt wissen sollte

Im Anhang dieses Buches finden sich Fachhinweise für den Narkosearzt. Ein genaues Informationsblatt »Restless-Legs-Syndrom – Leitfaden für Anästhesisten« kann bei der »Deutschen Restless Legs Vereinigung« in München angefordert werden.

Nach einer Spinalanästhesie, das heißt einer Betäubung im Rückenmark, wie sie beispielsweise bei Entbindungen häufig durchgeführt wird, kann es vorübergehend zu RLS-Beschwerden kommen. In einer von der Arbeitsgruppe von Professor Dr. W. Poewe von der Neurologischen Universitätsklinik Innsbruck durchgeführten Untersuchung litten nach einer Spinalanästhesie von 161 Patienten 14 erstmals an RLS. Die RLS-Beschwerden traten nicht während der Anästhesie auf, sondern ent-

ZUSAMMENFASSUNG

Informieren Sie Ihre behandelnden Ärzte über Ihr Restless-Legs-Syndrom, wenn eine Operation bei Ihnen ansteht. Damit die nachfolgende Genesungsphase im Krankenhausbett nicht zur Qual wird.

wickelten sich erst einige Tage nach der Operation. Die Beschwerden waren nur vorübergehend. Im Durchschnitt hielten sie lediglich 33 Tage an.

Einige Tage nach einer Betäubung im Rückenmark kann es zu RLS-Beschwerden kommen.

Geht das RLS in die Parkinson-Erkrankung über?

Da beim RLS Medikamente aus der Parkinson-Therapie eingesetzt werden, liegt die Vermutung nahe, dass ein direkter Zusammenhang zwischen RLS und Parkinson besteht. Das ist jedoch nicht so. Die Befürchtung, dass das RLS in eine Parkinson-Erkrankung übergehen könnte, ist nicht begründet. Hierfür gibt es keine wissenschaftlichen Hinweise.

Es gibt keinen direkten Zusammenhang zwischen RLS und Parkinson.

Auch werden die teilweise schweren Nebenwirkungen von Levodopa und den Dopaminagonisten, wie man sie möglicherweise aus der Therapie von Parkinson-Kranken kennt – wie Halluzinationen oder Überbeweglichkeit –, bei RLS-Patienten nicht beobachtet. Es ist jedoch möglich, dass beide Erkrankungen – RLS und Parkinson – zufälligerweise bei einem bestimmten Patienten gemeinsam auftreten.

Es sei noch auf Folgendes hingewiesen: Manche Parkinson-Patienten leiden im fortgeschrittenen Krankheitsstadium und in Abhängigkeit von ihrer Anti-Parkinson Medikation unter RLS-ähnlichen Beschwerden. Der in der Parkinson-Therapie erfahrene Arzt muss dann die Medikation umstellen, um eine Linderung zu erreichen.

Was sind die beruflichen Folgen einer RLS-Erkrankung?

Im Allgemeinen kann durch eine medikamentöse Therapie eine deutliche Beschwerdelinderung oder gar -freiheit erreicht werden, sodass es durch ein RLS zu keiner maßgeblichen Einschränkung im Berufsleben kommt.

Ein Pilot, der insbesondere nach Interkontinentalflügen und der damit verbundenen Zeitverschiebung unter ruhelosen Beinen litt, konnte beispielsweise seine RLS-Beschwerden mit Restex lindern, um ausreichend Schlaf zu finden. Wir haben für den Arzt der Fluggesellschaft ein Gutachten erstellt, inwieweit die Flugtauglichkeit durch die Restex-Einnahme beeinträchtigt ist.

Es gibt jedoch RLS-Patienten, die auch mit einer hochdosierten Kombinationstherapie einen nur mäßigen Therapieeffekt verspüren und teilweise durch die unvermeidbaren Nebenwirkungen einer solchen Maximaltherapie zusätzlich beeinträchtigt sind. Solche schwer beeinträchtigten RLS-Patienten leiden oft unter einer erheblichen Tagesmüdigkeit verbunden mit ausgeprägten Störungen der Tagesbefindlichkeit. Bei solchen Patienten ist sicher die Berufs- und Erwerbsfähigkeit eingeschränkt.

Bei starken RLS-Beschwerden ist die Erwerbsfähigkeit beeinträchtigt.

Schichtarbeit ist für solche Patienten nicht zumutbar. Auch können sie keine Berufe ausüben, die besondere Aufmerksamkeit und Konzentration erfordern, wie Überwachungstätigkeiten oder Tätigkeiten als Berufskraftfahrer, Lokführer oder Pilot. Bei ausgeprägtem RLS kann selbst die Erwerbsfähigkeit beeinträchtigt sein. Für den RLS-Kranken ist es dann wichtig, einen in der Diagnose und Therapie erfahrenen Arzt zu finden, der die RLS-bedingte Beeinträchtigung gutachterlich richtig einschätzen kann, um seine Ansprüche bei den Versorgungsträgern durchzusetzen. Gerne kann ich dabei helfen.

ZUSAMMENFASSUNG

Die meisten RLS-Betroffenen bekommen die ruhelosen Beine mit Selbsthilfemaßnahmen oder einer medikamentösen Therapie so gut in den Griff, dass sie voll oder nur leicht eingeschränkt berufstätig sein können. Bei ausgeprägtem, schwer therapierbarem RLS kann jedoch auch die Erwerbsfähigkeit eingeschränkt sein.

Können Umweltgifte ein RLS hervorrufen?

Hierfür gibt es keinen wissenschaftlichen Anhaltspunkt. Es besteht auch kein Hinweis darauf, dass dem RLS eine Nahrungsmittelallergie oder -unverträglichkeit zugrunde liegen könnte. RLS-Patienten sollten jedoch auf eine ausgewogene Ernährung, insbesondere mit einer ausreichenden Eisenzufuhr achten. Bestimmte Nahrungsmittel sollen den Schlaf fördern (siehe Seite 79).

Selbsthilfegruppen

Deutschland

Die Deutsche Restless Legs Vereinigung mit Sitz in München wurde 1995 von RLS-Betroffenen unter Hilfestellung von Frau Professor Dr. C. Trenkwalder, damals bereits in RLS-Fragen engagierte Ärztin am Max-Planck-Institut für Psychiatrie in München, und Herrn Professor Dr. W. Oertel, Marburg, gegründet. Die RLS-Vereinigung arbeitet mit einem für Selbsthilfegruppen beispielhaften Erfolg. Ohne ihre Öffentlichkeitsarbeit wäre das Restless-Legs-Syndrom auch unter Ärzten eine weithin unbekannte Erkrankung geblieben. Als gemeinnützige Selbsthilfevereinigung ist sie Ansprechpartner für Betroffene, Ärzte und Interessierte. Um auch auf regionaler Ebene präsent zu sein, gezielte Hilfe und aktuelle Informationen anbieten zu können, wurden in ganz Deutschland ehrenamtliche Regionalbeiräte eingesetzt. Zu den wichtigsten Aufgaben zählen:

- die Aufklärung der Öffentlichkeit,
- Verbreitung von Informationen über den Stand der Ursachenforschung und der neuesten Behandlungsmethoden an Betroffene und Ärzte,
- die Organisation von regionalen Veranstaltungen,
- der Austausch mit Forschungsinstituten und Pharmafirmen und mit RLS- Institutionen im Ausland,
- die finanzielle Unterstützung der Forschung hinsichtlich der Ursachen und Behandlungsmethoden des RLS.

Der Vereinigung steht ein medizinischer und wissenschaftlicher Beirat zur Seite, dem angesehene Wissenschaftler und Spezialisten auf dem Gebiet der RLS-Forschung angehören.

Der RLS e.V. schreibt:

»Durch eine Mitgliedschaft im RLS e.V. sind Sie unter Betroffenen, die ›Ihre Sprache sprechen‹, die unter den gleichen Problemen leiden und dadurch Verständnis haben. In unserer Mitgliederzeitung finden Sie Hilfe und Informationen sowie Berichte aus Forschung und Wissenschaft.

Haben Sie Fragen?

Rufen Sie uns an, schreiben Sie uns oder schicken Sie uns eine E-Mail, wir informieren Sie gerne.

Sie erhalten auch Hilfe und Informationsmaterial bei unserer Münchner Geschäftsstelle (Adresse siehe unten).

Gegen Einsendung von € 5,00 erhalten Sie wichtige Patienten-Informationen über das Restless-Legs-Syndrom.

Durch eine Mitgliedschaft (Jahresbeitrag € 40,00) oder eine Spende unterstützen Sie unsere ehrenamtliche Arbeit!«

Spendenkonto: Sparda-Bank München, Konto Nr. 1465600, BLZ 70090500

RLS e.V. – Deutsche Restless Legs Vereinigung e.V.
Schäufeleinstraße 35
D-80687 München
Tel.: 089/55028880
Fax: 089/55028881
E-Mail: RLS_eV@t-online.de
Internet: http:/www.restless-legs.org

Dem ärztlich-wissenschaftlichen Beirat der RLS-Vereinigung gehören an:

Prof. Dr. Wolfgang H. Oertel, Marburg
Prof. Dr. Jörn P. Sieb, Stralsund
Dr. Karin Stiasny-Kolster, Marburg
Prof. Dr. Claudia Trenkwalder, Kassel
Priv.-Doz. Dr. Thomas Christian Wetter, München
Dr. Juliane Winkelmann, München

Von der deutschen RLS-Vereinigung können auch Informationsblätter als Hilfe für RLS-Kranke in besonderen Problemsituationen abgerufen werden. Dies sind ein Informationsblatt für Schwangere und deren betreuende Ärzte sowie ein Informationsblatt zur Krebstherapie und RLS. Ein Mitgliedschaft lohnt sich auf jeden Fall!

Österreich

Seit 1999 besteht in Österreich eine Selbsthilfegruppe, die von Waltraud Moldaschl gegründet wurde, die selbst 21 Jahre an RLS litt. Nach ihrer Befreiung von den Beschwerden wollte sie ihre Erleichterung auch anderen Betroffenen zukommen lassen. Mittlerweile bestehen in allen Bundesländern Österreichs lokale Gruppen. Mit ihren ärztlichen Beiräten werden laufend und flächendeckend Vorträge für Betroffene und Ärzte veranstaltet. Die Selbsthilfegruppe unterhält eine professionell gestaltete Website (http:/www.restless-legs.at) mit vielen stets aktualisierten Informationen und einem Online-Fragebogen, der umgehend fachärztlich beantwortet wird.

Präsidentin Frau Waltraud Moldaschl
Puchheimgasse 5
A-3860 Heidenreichstein
Tel.: 0664/2633100
Fax: 02862/53719
E-Mail:
w.moldaschl@gmx.at

In den fünf Jahren ihres Bestehens hat die Selbsthilfegruppe umfangreich auf das RLS in Österreich hingewiesen. Frau Waltraud Moldaschl, die Päsidentin der Vereinigung, schreibt zu der geleisteten Informationsarbeit und dem großen Engagement der österreichischen Selbsthilfegruppe:

»Wir haben 245 Vorträge für Ärzte, Pflegepersonal und Betroffene abgehalten. 9.543 Personen waren insgesamt bei den Vorträgen, davon 1.649 Ärzte, 2.149 Betroffene, 1.215 Pflegepersonal, der Rest Apotheker, Journalisten und Gäste. Wir fuhren insgesamt 82.920 km für diese Vorträge, das waren zweimal um unserem Globus! Über 10.000 Folder wurden dabei ausgeteilt.«

Schweiz

Präsident und Ärztlicher Beirat
PD Dr. J. Mathis
Leitender Arzt
Neurologie, Inselspital,
3010 Bern
Tel.: 031/6323954
E-Mail:
jmathis@datacomm.ch

Die bereits 1985 in der Schweiz gegründete und langjährig von Frau Martha Hofer geleitete RLS-Selbsthilfegruppe hat inzwischen mehr als 500 Mitglieder. Die Selbsthilfegruppe entstand durch eine Initiative von Frau Helga Mühle, die wie Frau Martha Hofer seit April 2002 Ehrenmitglied der Vereinigung ist.

Es bestehen Regionalgruppen in vielen Städten und größeren Ortschaften, wie u.a. in Aarau, Basel, Bern, Luzern, Wil/St. Gallen und in Zürich. Ansprechpartner der »Schweizerischen Restless Legs Selbsthilfegruppe« sind beispielsweise:

Die Internetseite der Vereinigung (http:/www.restless-legs.ch) ist überaus informativ. Dort finden sich u.a. Downloads für RLS-Broschüren in Deutsch und Französisch und für den RLS-Rundbrief »Unter uns«, zahlreiche Links und ein Merkblatt für die Narkose bei RLS-Patienten.

Vizepräsidentin/
Sekretariat
Frau Anni Maurer
Haldenstrasse 26
5415 Nussbaumen
Tel.: 056/2825403
Fax: 056/2821555
Internet:
http:/www.restlesslegs.ch

Nicht nur im deutschsprachigen Raum ist das Restless-Legs-Syndrom ein drängendes medizinisches Problem. Entsprechend haben sich RLS-Selbsthilfegruppen in vielen Ländern gebildet. Dies ist beispielsweise in Frankreich die »A.F.S.J.R. – Association Française des personnes affectées par le Syndrome de Jambes sans Repos« (http:/www.afsjr.fr). Auch in Australien, Großbritannien, Finnland, Holland, Neuseeland, Schweden und in den USA gibt es solche Patientengruppen.

Medikamentennamen im Ländervergleich

Medikamentennamen können sich international unterscheiden. Die folgende Liste gibt einen Überblick über die Namen von gängigen RLS-Medikamenten in Deutschland (D), Österreich (A) und der Schweiz (CH).

Wirkstoff	Handelsname (Auswahl)
Levodopa	Isicom (D), Madopar (A, CH, D), Nacom (D), Restex (D), Sinemet (A, CH)
Dopaminagonisten	
Cabergolin	Cabaseril (A, CH, D)
Pergolid	u.a. Parkotil (D), Permax (A, CH)
Pramipexol	Sifrol (A, CH, D)
Ropinirol	Requip (A, CH, D); die europaweite Markteinführung von Ropinirol für die RLS-Therapie unter einem anderem Markennamen ist möglich, aber im Frühjahr 2005 noch nicht sicher
Opioide	
Dihyrocodein	DHC Mundipharma (D)
Tramadol	Tramal (A, CH, D)
Tilidin/Naloxon	Valoron (A, CH, D)
weitere Substanzen	
Gabapentin	Neurontin (A, CH, D)
Entacapone	Comtess (D), Comtan (A, CH)

Zusammenfassung der in Deutschland zurzeit verfügbaren Dopaminagonisten. Der Preis bezieht sich auf die jeweils größte verfügbare Packung im Jahr 2005 in Deutschland. Im Vergleich zu 2003 sind die Preise für diese Medikamente in Deutschland deutlich zurückgegangen. Zwar beträgt der Preis für 100 4mg-Tabletten Cabaseril immerhin noch € 715,63, jedoch wurden im Jahr 2003 € 921,50 dafür eingefordert. Nicht aufgeführt ist Apomorphin, das lediglich für die Parkinson-Therapie als Injektionslösung zur Verfügung steht.

Handelsname	Packungsgrößen	Hersteller	Preis (€)
Nicht-Ergotamin-Abkömmlinge			
Requip (möglicherweise Markteinführung unter anderem Namen für die RLS-Therapie)			
Requip Tabl. 0,25 mg	21/84	GSK	38,72
Requip Tabl. 0,5 mg	21/84	GSK	61,45
Requip Tabl. 1 mg	21/84	GSK	106,91
Requip Tabl. 2 mg	84	GSK	186,21
Requip Tabl. 5 mg	84	GSK	347,81
Sifrol			
Sifrol Tabl. 0,088 mg	30	Boehringer Ingelheim	22,36
Sifrol Tabl. 0,18 mg	30/100	Boehringer Ingelheim	93,39
Sifrol Tabl. 0,35 mg	100	Boehringer Ingelheim	178,28
Sifrol Tabl. 0,7 mg	100	Boehringer Ingelheim	347,12
Ergotamin-Abkömmlinge			
Bromocriptin			
Bromocriptin beta Kaps. 5 mg	100	betapharm	84,12
Bromocriptin ct Kaps. 5 mg	30/100	ct-Arzneimittel	84,12
Bromocriptin ct Kaps. 10 mg	30/100	ct-Arzneimittel	158,13
Bromocriptin HEXAL Kaps. 5 mg	30/100	Hexal	84,15
Bromocriptin HEXAL Kaps. 10 mg	30/100	Hexal	158,15
Bromocriptin ratiopharm Kaps. 5 mg	30/100	ratiopharm	84,15
Bromocriptin ratiopharm Kaps. 10 mg	30/100	ratiopharm	158,15
Bromocriptin Sandoz Hartkaps. 10 mg	100	Sandoz	158,15
Kirim Tabl. 2,5 mg	30/100	Hormosan	43,84
Kirim 5 T Tabl. 5 mg	30/100	Hormosan	84,11

Fortsetzung

Handelsname	Packungsgrößen	Hersteller	Preis (€)
Pravidel Kaps. 5mg	30/100	Novartis	126,58
Pravidel Kaps. 10 mg	30/100	Novartis	233,86
Lisurid			
Dopergin Tabl. 0,2 mg	10/30/100	Schering	74,66
Dopergin Tabl.0,5 mg	20/50	Schering	92,48
alpha-Dihydroergocryptin			
Almirid Kaps. 5 mg	30	Desitin	25,22
Almirid Tabl. 20 mg	30/60/100	Desitin	189,50
Cripar Tabl. 5 mg	30/60	Taurus/Hormosan	39,60
Cripar Tabl. 20 mg	30/60/100	Taurus/Hormosan	189,50
Pergolid			
Parkotil* Tabl. 0,05 mg	30/50	Lilly	17,59
Parkotil Tabl. 0,25 mg	20/100	Lilly	90,42
Parkotil Tabl. 1 mg	20/100	Lilly	296,86
Pergolid beta Tabl. 0,05 mg	30/50	betapharm	11,40
Pergolid beta Tabl. 0,25 mg	20/100	betapharm	73,94
Pergolid beta Tabl. 1 mg	20/100	betapharm	248,90
Pergolid HEXAL Tabl. 0,05 mg	30/50	HEXAL	11,40
Pergolid HEXAL Tabl. 0,25 mg	20/100	HEXAL	73,94
Pergolid HEXAL Tabl. 1 mg	20/100	HEXAL	248,90
Pergolid Sandoz Tabl. 0,05 mg	30/50	Sandoz	14,06
Pergolid Sandoz Tabl. 0,25 mg	20/50	Sandoz	73,94
Pergolid Sandoz Tabl. 1 mg	20/100	Sandoz	248,90
Pergolid Stada Tabl. 0,05 mg	30/100	STADApharm	11,40
Pergolid Stada Tabl. 0,25 mg	20/100	STADApharm	73,94
Pergolid Stada Tabl. 1 mg	20/100	STADApharm	248,90
Cabaseril			
Cabaseril Tabl. 1 mg	40/60/100	Pharmacia	262,29
Cabaseril Tabl. 2 mg	20/60/100	Pharmacia	475,29
Cabaseril Tabl. 4 mg	16/48/96	Pharmacia	715,63

* Handelsname in Österreich und der Schweiz: Permax

Schlafmedizinische RLS-Zentren in Deutschland

Anfang 2005 waren von der »Deutschen Gesellschaft für Schlafforschung und Schlafmedizin – DGSM« nahezu 300 Schlaflabore als schlafmedizinische Zentren anerkannt. Diese Schlaflabore erfüllen Qualitätskriterien der DGSM hinsichtlich der räumlichen, apparativen und insbesondere auch der personellen Ausstattung. Die komplette Auflistung der DGSM-Schlaflabore ist im Internet unter http:/www.dgsm.de abrufbar. Die Adresse der DGSM lautet:

Deutsche Gesellschaft für Schlafforschung und Schlafmedizin – DGSM
HEPHATA-Klinik
Schimmelpfengstraße 2,
34613 Schwalmstadt-Treysa
Tel.: 06691/2733;
Fax: 06691/2823,
E-Mail:
dgsm.mayer@t-online.de

Die Liste der DGSM-Schlaflabore wächst weiter. Sicher wird sich also auch ein Schlaflabor in Ihrer Nähe finden. Überwiegend sind jedoch die Schlaflabore Teil von Lungenfachabteilungen oder sie gehören zu Hals-Nasen-Ohren-Kliniken, Kinderkrankenhäusern oder psychiatrischen Abteilungen. Nur ein geringer Teil der Schlaflabore findet sich in neurologischen Kliniken. Bei Verdacht auf das Vorliegen eines Restless-Legs-Syndroms sollte man sich in erster Linie an ein Schlaflabor in einer neurologischen Abteilung wenden. Dort ist auch die Diagnostik hinsichtlich einer Polyneuropathie möglich.

Bitte beachten Sie auch: Eine Untersuchung im Schlaflabor ist bei RLS-Verdacht nur in Ausnahmefällen erforderlich, wenn Zweifel an der Diagnose bestehen. Die Diagnose eines RLS ergibt sich aus dem Beschwerdebild und auf die Besserung durch eine zielgerichtete Therapie. Weiterhin wird man Kinder mit Verdacht auf ein RLS im Schlaflabor untersuchen, bevor man mit einer medikamentösen Behandlung beginnt. Wichtig ist die Betreuung durch einen in der Diagnose und Behandlung des RLS erfahrenen Arzt. Hinweise auf solche Ärzte können Sie bei der »Deutschen Restless Legs-Vereinigung« einholen.

Die Liste (nach der Postleitzahl sortiert) erhebt keinen Anspruch auf Vollständigkeit. Sie beruht auf der subjektiven Auswahl des Verfassers und berücksichtigt insbesondere

Schlaflabore an neurologischen Abteilungen. RLS-Kranke können aber auch bei vielen niedergelassenen Ärzten kompetente Hilfe erhalten. Entsprechende persönliche Empfehlungen werden Sie sicher von Mitgliedern der »Deutschen Restless Legs Vereinigung« erhalten.

Humaine Klinikum Bad Saarow
Schlafmedizinisches Zentrum
Pieskower Straße 33
15526 Bad Saarow
Tel.: 03 36 31/7 21 30
Fax.: 03 36 31/7 34 46
Internet: ttp:/www.humaine.de

Landesklinik Teupitz
Klinik für Neurologie und Neurophysiologie
Buchholzer Straße 21
15755 Teupitz
Tel.: 03 37 66/66–2 66
Fax: 03 37 66/66–1 41
E-Mail: t.strotmann@lk-teuplitz.de
Internet: http:/www.landesklinik-teupitz.de

Helios-Kliniken Schwerin
Neurologisches Schlaflabor
Wismarsche Straße 393–397
19009 Schwerin
Tel.: 03 85/5 20–31 13
Fax: 03 85/5 20–31 07
E-Mail: schlaflabor-neurologie@klinikum-sn.de
Internet: http:/www.klinikum-sn.de

Allgemeines Krankenhaus Wandsbek
Neurologische Abteilung
Alphonsstraße 14
22043 Hamburg
Tel.: 0 40/65 76–15 70
Fax: 0 40/65 76–16 36

Evangelisches Krankenhaus
Neurologische Klinik
Steinweg 13–17
26122 Oldenburg
Tel.: 04 41/2 36–0/6 49
Fax: 04 41/2 36–4 29
E-Mail: neurologie@evangelischeskrankenhaus.de
Internet: http:/www.evangelischeskrankenhaus.de

Evangelisches Johannes-Krankenhaus
Neurologische Klinik
Schildescher Straße 99
33611 Bielefeld
Tel.: 05 21/8 01–45 91
Fax: 05 21/8 01–45 52
E-Mail: peter-clarenbach@johanneswerk.de
Internet: http:/www.schlaflabor-bielefeld.de

Neurologische Klinik Hephata
Schimmelpfengstraße 2
34613 Schwalmstadt
Tel.: 0 66 91/18–20 26
Fax: 0 66 91/18–20 40
E-Mail: Schlaflabor.Treysa@t-online.de
Internet: ttp:/www.Hephata.de

Klinikum Weilmünster gGmbH
Klinik für Neurologie
Weilstraße 10
35789 Weilmünster
Tel.: 0 64 72/60–0/-2 13
Fax: 0 64 49/0 64 72/60–2 25
E-Mail: m.hotz@klinikum-weilmuenster.de

Internet: http:/
www.klinikum-weilmuenster.de

Georg-August-Universität Göttingen
Zentrum Neurologische Medizin
Abt. Klinische Neurophysiologie
Robert-Koch-Straße 40
37075 Göttingen
Tel.: 05 51/39 66 50
Fax: 05 51/39 27 10
E-Mail: shappegwdg.de

Kreiskrankenhaus Blankenburg gGmbH
Neurologische Abteilung
Thiestraße 7–10
38889 Blankenburg
Tel.: 0 39 44/96–23 53
Fax: 0 39 44/96–22 90
E-Mail: neuro.blb@harz-Klinikum.de
Internet: http:/www.harz-klinikum.de

SALLUS gGmbH Fachkrankenhaus für
Psychiatrie und Neurologie
Neurologische Klinik – Schlaflabor
Kraepelinstraße 6
39599 Uchtspringe
Tel.: 03 93 25/70–0/-6 05
Fax: 03 93 25/70–4 02

Kliniken Maria Hilf GmbH/St. Franziskushaus
Klinik für Neurologie
Schlafmedizinisches Zentrum
Viersener Straße 450
41063 Mönchengladbach
Tel.: 0 21 61/5 87–30 00/-30 01
Fax: 0 21 61/5 87–30 03
E-Mail: haanj@mariahilf.de
Internet:
http:/www.mariahilf.de

Helios Klinikum Wuppertal
Klinikum der Universität Witten-Herdecke
Klinik für Neurologie/Klinische Neurophysiologie
Heusnerstraße 40
42283 Wuppertal
Tel.: 02 02/8 96–26 47
Fax: 02 02/8 96–26 35
E-Mail: joerg@wuppertal-helios-kliniken,de
Internet: http:/www.helios-kliniken.de

Zentrum für Schlafmedizin & Schlafstörungen GbR
Hörder Burgstraße 18
44263 Dortmund
Tel.: 02 31/94 11 30 40
Fax: 02 31/94 11 30 30
E-Mail: info@somnolab.de
Internet: http:/www.somnolab.de

Knappschafts-Krankenhaus Bochum-Langendeer
Neurologische Klinik der Ruhr-Universität
Schlaflabor
In der Schornau 23–25
44892 Bochum
Tel.: 02 34/2 99–39 92
Fax: 02 34/2 99–37 09 46
E-Mail: schlaflaborkk-bocum.de
Internet: http:/www.ruhr-uni-bochum.de/neuro-knapp

Evangelisches und Johanniter Klinikum Duisburg Nord
Schlaflabor der Neurologischen Klinik
Fahrner Straße 133
47169 Duisburg
Tel.: 02 03/5 08–12 61
Fax: 02 03/5 08–12 63
E-Mail: holger.grehl@ejk.d
Internet: http:/www.ejk.de

Alexianer-Krankenhaus Krefeld (in Kooperation mit Maria-Hilf-Krankenhaus)
Oberdießemer Straße 136
47805 Krefeld
Tel.: 0 21 51/34-73 01
Fax: 0 21 51/34-73 03
E-Mail: info@alexianer-krefeld.de
Internet: http:/www.alexianer-krefeld.de

Westfälische Wilhelms-Universität Münster
Klinik und Poliklinik für Neurologie
Albert-Schweitzer-Straße 33
48129 Münster
Tel.: 02 51/83-3 41 96
Fax: 02 51/8 34 83 36

Klinikum Ibbenbüren gGmbH
Klinik für Neurologie
Schulstraße 11
49477 Ibbenbüren
Tel.: 0 54 51/5 06-0/-14 00/-14 01
Fax: 0 54 51/5 06-14 50
E-Mail info@klinikum-ibbenbueren.de
Internet: http:/www.klinikum-ibbenbueren.de

Universität Köln
Klinik und Poliklinik für Neurologie und Psychiatrie
Joseph-Stelzmann-Straße 9
50924 Köln-Lindenthal
Tel.: 02 21/4 78-40 14
Fax: 02 21/4 78-41 08
E-Mail: dieter.heiss@medizin.uni-koeln.de

Rheinisch-Westfälische Technische Hochschule Aachen
Neurologische Klinik
Pauwelsstraße 30
52074 Aachen
Tel.: 02 41/8 08-96 30/-96 00
Fax: 02 41/8 88-24 44
E-Mail: jschieffer@ukaachen.de
Internet: http:/www.rwth-aachen.de/uk/schlaflabor/schlaflabor

Universitätsklinikum Bonn
Neurologische Klinik und Poliklinik
Sigmund-Freud-Straße 25
53105 Bonn
Tel.: 02 28/2 87-57 12/-57 14
Fax: 02 28/2 87-50 24
E-Mail: neurologie@uni-bonn.de
Internet: http:/www.meb.uni-bonn.de/neurologie

Klinik Ambrock
Klinik für Neurologie
Ambrocker Weg 60
58091 Hagen-Ambrock
Tel.: 0 23 31/9 74-0
Fax: 0 23 31/97 43 64
Internet: http:/www.klinik-ambrock.dc

Bundesknappschafts-krankenhaus
Neurologische Abteilung
In der Humes 26
66346 Püttlingen
Tel.: 0 68 98/55-20 41
Fax: 0 68 98/55-20 41
E-Mail: schlaflabor@kk-puettlingen.de
Internet: http:/www.kannpp-schaftskrankenhaus.de

Caritas-Krankenhaus
Neurologische Klinik
Werkstraße 4
66763 Dillingen
Tel.: 0 68 31/7 08-1 41
Fax: 0 68 31/7 08-1 49
E-Mail: Prof.Emser@ckh-dillingen.de

Klinikum Offenburg
Neurologie – Schlaflabor
Ebertplatz 12
77654 Offenburg
Tel.: 07 81/4 72–22 51
Fax: 07 81/4 72–31 79
E-Mail: neurologie@klinikum-offenburg.de
Internet: http:/www.klinikum-offenburg.de

Klinikum Lahr-Ettenheim
Neurologische Klinik
Klostenstraße 19
77933 Lahr
Tel.: 0 78 21/93–27 00
Fax: 0 78 21/93–20 62
E-Mail: Neurologie @Klinikum-Lahr-Ettenheim.de
Internet: http:/www.klinikum-lahr-ettenheim.de

Universitätsklinikum Freiburg
Abteilung für Psychiatrie und Psychotherapie
Hauptstraße 5
79104 Freiburg
Tel.: 07 61/2 70–69 19
Fax: 07 61/2 70–65 23
E-Mail: dieter.riemann@psyallg.ukl.uni-freiburg.de
Internet: http:/www.ukl.uni-freiburg.de/psych/allgemei/lab/s10.htm

Max-Planck-Institut für Psychiatrie
Schlaflabor
Kraepelinstraße 2–10
80804 München
Tel.: 0 89/3 06 22–2 26
Fax: 0 89/3 06 22–6 05
E-Mail: wetter@mpipsykl.mpg.de
Internet: http:/www.mpipsykl.mpg.de

Interdisziplinäres Schlaflabor der Ludwig-Maximilians-Universität
Klinikum Großhadern
Station I6
Marchioninistraße 15
81377 München
Tel.: 0 89/70 95–28 60
Fax: 0 89/70 95–28 66
E-Mail: richard.de.la.chaux@med.uni-muenchen.de

Amper Kliniken
Klinik Indersdorf
Interdisziplinäres Schlaflabor
Maroldstraße 45
85229 Markt Indersdorf
Tel.: 0 81 36/9 39–1 32
Fax: 0 81 36/9 39–4 44

Fachklinik Ichhausen
Interdisziplinäres Schlaflabor/Neurologie
Krumbacher Straße 45
89335 Ichenhausen
Tel.: 0 82 23/99–10 34
Fax: 0 82 23/99–10 43
E-Mail: schlaflabor@fachklinik-ichenhausen.de
Internet: http:/www.fachklinik-ichenhausen.de

Psychiatrische Universitätsklinik
Bezirksklinikum Regensburg – Schlafmedizinisches Zentrum
Universitätsstraße 84
93042 Regensburg
Tel.: 09 41/9 41–28 43
Fax: 09 41/9 41–15 05
E-mail: Schlaflabor @medbo.de
Internet: http:/www.schlaf-medizin.de/

Klinikum Meiningen
Neurologische Klinik
Bergstraße 3
98617 Meiningen
Tel.: 0 36 93/90–10 40
Fax: 0 36 93/90–18 10 40
E-Mail: kmg@klinikum-meiningen.de
Internet: http:/www.klinikum-meiningen.de

Helios Klinikum Erfurt Klinik für Neurologie
Nordhäuser Straße 74
99089 Erfurt
Tel.: 03 61/7 81–64 61/-64 50/-64 69
Fax.: 03 61/7 81–21 32
E-Mail: hschulz@erfurt.helios-kliniken.de

Daneben gibt es in Deutschland Einrichtungen, die sich besonders auf die Behandlung von RLS-Patientenh spezialisiert haben:

Frau Professor Dr. C. Trenkwalder
Paracelsus-Elena-Klinik
Klinikstraße 16
34128 Kassel
Tel.: 05 61–60 09–0
Internet: http:/www.paracelsus-kliniken.de

Frau Dr. H. Beneš
somni bene – Institut für Medizinische Schlafforschung und Schlafmedizin
Arsenalstraße 10
19053 Schwerin
E-Mail: heike.benes@somnibene.de

Mit dem RLS bei Kindern beschäftigt sich insbesondere:

Frau Dr. M. Hornyak
Abteilung für Psychiatrie und Psychotherapie
Universitätsklinikum
79104 Freiburg
E-Mail:
Magdolna€Hornyak@psyallg.ukl.uni-freiburg.de

Der Autor dieses Buches steht für Anfragen zum RLS gerne zur Verfügung. Er ist unter folgender Anschrift erreichbar:

Prof. Dr. J.P. Sieb
Chefarzt der Klinik
für Neurologie, Geriatrie und Palliativmedizin
Hanse-Klinikum
18435 Stralsund
Tel.: 0 38 31/35–25 50
E-Mail: j.sieb@klinikum-hst.de

In der von ihm geleiteten Klinik werden viele RLS-Kranke behandelt.

Schlafzentren in Österreich

Von der Österreichischen Gesellschaft für Schlafforschung ÖGSM (http:/www.schlafmedizin.at) werden die folgenden Schlaflabore anerkannt. Wissenschaftlich wird zum RLS insbesondere in Innsbruck an der dortigen Universitätsklinik für Neurologie intensiv gearbeitet.

Burgenland:	Bislang kein Labor akkreditiert.
Kärnten:	LKH Villach (Dr. W. Fugger), A-9500 Villach
Niederösterreich:	LKH Grimmenstein, Pulmologische Abteilung (Dr. R. Pokorny), A-2840 Grimmenstein
	AÖ KH (Dr. R. Popovic), A-3390 Melk
Oberösterreich:	KH der Elisabethinen (Dr. J. Bolitschek), A-4010 Linz
	LKH Gmundnerberg (Dr. B. Baumgartner), A-4813 Altmünster
Salzburg	Bislang kein Labor akkreditiert.
Steiermark:	Univ.-Klinik für Kinder- und Jugendheilkunde (Prof. Dr. R. Kerbl), A-8036 Graz
	Landesnervenkrankenhaus (Prof. Dr. M. Walzl), A-8053 Graz
Tirol	Universitätsklinik für Neurologie (A.Univ.-Prof. Dr. B. Högl), A-6020 Innsbruck
	Privatklinik zur Triumphpforte (Dr. G. Ott), A-6020 Innsbruck
	Öffentliches LKH Natters (Prim. Dr. H. Jamnig), A-6161 Natters
	Helios Krankenhaus (Dr. I. Jira), A-6370 Kitzbühel
Vorarlberg	Bislang kein Labor akkreditiert.
Wien	AKH Universitätsklinik für Neurologie (Prof. DDr. J. Zeitlhofer), A-1090 Wien
	AKH Universitätsklinik für Psychiatrie (Prof. Dr. B. Saletu), A-1090 Wien
	AKH Universitätsklinik für Kinder- und Jugendheilkunde (Dr. O. Ipsiroglu), A-1090 Wien
	AKH Universitätsklinik für Pulmologie, A-1090 Wien
	Pulmologisches Zentrum der Stadt Wien, 2. Internistische Abt. (Dr. G. Kapfhammer), A-1145 Wien
	Rudolfinerhaus (Prof. Dr. B. Saletu), A-1190 Wien

Schlafzentren in der Schweiz

Ärztehaus Fluntern (Dr. H. Ben, Dr. M. Gross)

Basler Universitätskliniken (Prof. E.Holsboer-Trachsler)

Centre de Medicine du Sommeil Genolier (Dr. J.Y. Sovilla, Dr. P. Kehrer)

Centre Lausannois de Medecine du Sommeil (Dr. S. Zagury, Dr. E. Colomb)

Zentrum für Schlafmedizin, Kantonsspital St.Gallen (Dr. A. Knoblauch)

Zentrum für Schlafmedizin Barmelweid (Dr. H. Keller)

Klinik für Schlafmedizin Zurzach (PD Dr. J. Schwander)

Lindenhofspital Bern (Dr. W. Bauer)

Ospedale Civico Lugano (Dr. F. Bornatico-Valsangiacomo, Dr. M. Pons)

Schmerzklinik Kirschgarten, Basel (PD Dr. D. Schneider-Helmert)

Zentrum für Schlafmedizin, Inselspital Bern (PD Dr. J. Mathis)

Zentrum für Schlafmedizin, Universität Zürich (PD Dr. K. Bloch, Prof. Dr. Bassetti)

CENAS S.A, Vndoeuvres (Dr. Ch. Hillion, Dr. J.B. Thorens, Dr. J.M. Rossi)

Centre du Sommeil CHUV (Prof. P.A. Despland)

Centre de Sommeil, Belle Idée, Chêne-Bourg (Dr. E. Sforza, Prof. Th. Rochat)

Zentrum für Schlafmedizin Hirslanden (Dr. D. Brunner, Dr. K. Klingler)

Zentrum für Schlafmedizin, Luzerner Höhenklinik Montane (Dr. W. Karrer)

Zentrum für Schlafmedizin Zürcher Oberland (Dr. O. Brändli)

Centre du Sommeil Centre Valaisan de Pneumologie (PD D.J.M. Tschopp)

Klinik für Schlafmedizin Luzern (Dr. M. Strub)

RLS im Internet

Die deutschsprachigen RLS-Selbsthilfegruppen haben sehr informative Informationsangebote im Internet eingerichtet. Hier besteht auch die Möglichkeit im Chat zum direkten und doch anonymen Erfahrungsaustausch. Die Internetadressen sind im Adressenabschnitt aufgeführt.

Ein Informationsangebot für Patienten mit Ein- und Durchschlafstörungen findet sich unter http:/www.schlafgestoert.de. Es enthält zahlreiche Informationen über Ursachen, Diagnostik, Häufigkeit, Verlauf, Schlafmittel, nicht-medikamentöse Therapie, Selbsthilfe sowie Adressen.

Das so genannte RLS-Patientenregister (http:/www.restless-legs-syndrome.de/) ist ein vom Bundesministerium für Bildung und Forschung gefördertes nationales Forschungsprojekt, auf dessen Grundlage die Forschungs- und Versorgungsaktivitäten bezüglich des Restless-Legs-Syndroms künftig optimiert werden sollen. Das Patientenregister RLS hat sich die folgenden Aufgaben gestellt:

- Verbesserung der Patientenversorgung,
- optimale Vernetzung von Forschung und Versorgung,
- Weitergabe von Expertenwissen an Fach- und Allgemeinärzte,
- Schaffung optimaler Vorraussetzungen für die Durchführung klinisch- wissenschaftlicher Studien,
- Zusammenarbeit mit der deutschen Selbsthilfegruppe RLS e.V.,
- Verbesserung der Öffentlichkeitsarbeit/Aufklärung über die Erkrankung RLS.

Unter der Website der Deutschen Gesellschaft für Schlafmedizin DGSM findet sich eine Liste der dort akkreditierten Schlaflabore:

http:/www.dgsm.de

Zahlreiche englischsprachige Internetseiten beschäftigen sich mit dem RLS. Hier eine Auswahl:

http:/www.wemove.org

Umfangreiche Informationen für Betroffene und Ärzte zu den so genannten Bewegungsstörungen. Zu dieser Erkrankungsgruppe gehört medizinisch auch das RLS.

http:/www.rls.org

Website der amerikanischen RLS-Patientenvereinigung.

http:/www.aasmnet.org

Website der American Academy of Sleep Medicine.

http:/www.mayoclinic.com

Informationsangebot der Mayo Clinic für Patienten. Ein besonderes Augenmerk wurde auf Hinweise zur Selbsthilfe gelegt.

http:/www.ncbi.nlm.nih.gov/entrez/query.fcgi

Hier sind wissenschaftliche Artikel aus medizinischen Fachzeitschriften mit englischsprachigen Zusammenfassungen abrufbar.

http:/www.rlshelp.org

Internetseite der ›Southern California RLS Support Group‹

http:/sleepfoundation.org/

Website der amerikanischen National Sleep Foundation

Weiterführende Fachliteratur

Deutschsprachige Fachbücher mit wissenschaftlichem Anspruch

Clarenbach P. u. Müller M.: Restless Legs Syndrom. Klinik – Diagnostik – Therapie, Bremen: UNI-MED, 2002. (2., neubearbeitete Auflage, erscheint möglicherweise 2005)

Trenkwalder C.: Restless Legs Syndrom. Klinik, Differentialdiagnose, Neurophysiologie, Therapie, Berlin: Springer, 1997

Auswahl deutschsprachiger Übersichtsartikel in medizinischen Fachzeitschriften

Beneš H.: Was gibt es Neues zum Restless-Legs-Syndrom. PsychoNeuro 2004; 30: 438–443

Hornyak N. et al.: Das Restless-Legs-Syndrom im Kindesalter. Nervenarzt 2004; 75: 742–748 (Online-Version http:/link.springer.de/search.htm)

Oertel W. et al.: Restless-Legs-Syndrom. Die vergessene Erkrankung. Deutsches Ärzteblatt 2000; 97: A2932-A2940 (Online-Version http:/www.aerzteblatt.de/v4/archiv/pdf.asp?id=24884)

Winkelmann J. u. Trenkwalder C. Pathophysiologie des Restless-legs-Syndroms. Aktueller Stand der Forschung. Nervenarzt 2001; 72: 100–107 (Online-Version http:/link.springer.de/search.htm)

Winkelmann J. u. Trenkwalder C.: Therapie des Restless-Legs-Syndroms. Aktuelle Neurologie 2000; 27: 182–186 (Online-Version: http:/www.thieme-connect.de)

Im Text erwähnte Veröffentlichungen in wissenschaftlichen Fachzeitschriften

Agarwal P. et al.: Diagnosis and management of pergolide-induced fibrosis. Movement Disorders 2004; 19: 699–704

Berger K. et al.: Sex and the risk of restless legs syndrome in the general population. Archives of Internal Medicine 2004; 164: 196–2002

Bloch K. E. et al.: German version of the Epworth Sleepiness Scale. Respiration 1999; 66: 440–447

Desautels A. et al. Identification of a major susceptibility locus for restless legs syndrome on chromosome 12q. American Journal of Human Genetics 2001; 69: 1266–1270

Happe S. et al.: Treatment of idiopathic restless legs syndrome (RLS) with gabapentin. Neurology 2001; 57: 1717–1719

Henning W. A. et al.: International RLS Study Group rating scale: a reliable and valid instrument for assessing severity of the restless legs syndrome. Neurology 2001; 56 (Supplement 3): A4

Högl B. et al.: Transient restless legs syndrome after spinal anesthesia. A prospective study. Neurology 2002; 59: 1705–1707

Hornyak M. et al.: Magnesium therapy for periodic leg movements-related insomnia and restless legs syndrome: an open pilot study. Sleep 1998; 21: 501–505

Hornyak M. et al.: Das Restless Legs Syndrom im Kindesalter: Konsensvorschlag für diagnostische Kriterien. Somnologie 2002; 6: 133–137

Silber M.H. u. Richardson J. W.: Multiple blood donations associated with iron deficiency in patients with restless legs syndrome. Mayo Clinic Proceedings 2003; 78: 52–54

Trenkwalder C. et al.: L-DOPA therapy of uremic and idiopathic restless legs syndrome. Sleep 1995; 18: 681–688

Uffberg J. et al.: Prevalence of restless legs syndrome among men aged 18 to 64 years: An association with somatic disease and neuropsychiatric symptoms. Movement Disorders 2001; 16: 1159–1163

Walters A. S.: Toward a better definition of the restless legs syndrome. The International Restless Legs Syndrome Study Group. Movement Disorders 1995; 10: 634–642

Wetter T.C. et al.: A randomized controlled study of pergolide in patients with restless legs syndrome. Neurology 1999; 52: 944–950

Winkelmann J. et al.: Complex segregation analysis of restless legs syndrome provides evidence for an autosomal dominant mode of inheritance in early age at onset families. Annals of Neurology 52: 297–302, 2002

Winkelmann J. u. Trenkwalder C.: Therapie des Restless-Legs-Syndroms. Aktuelle Neurologie 27: 182–186, 2000

Anhang

Erklärung von Fachbegriffen

Akathisie: Unfähigkeit zum ruhigen Sitzenbleiben, wobei aber Bewegungen nur kurze Erleichterung schaffen. Gelegentliche Folge einer Behandlung mit bestimmten Psychopharmaka, so genannten Neuroleptika. Der erfahrene Arzt kann meist sicher aus dem Beschwerdebild eine Akathisie und ein RLS unterscheiden.

Aktigraphie oder Aktimetrie: Aufzeichnung der Körperbewegungen. Spezielles Untersuchungsverfahren, das gelegentlich statt einer Schlaflabor-Untersuchung in der RLS-Diagnostik eingesetzt wird. Die Aktigraphie kann ambulant durchgeführt werden.

Anämie: Blutarmut. Eine der Anämieursachen ist der Eisenmangel. Gelegentlich tritt ein RLS im Rahmen eines Eisenmangels auf (siehe sekundäres RLS).

Arousal: Kurze Weckreaktion im Hirnstrombild, die jedoch vom Schlafenden nicht registriert wird. Die periodischen Beinbewegungen beim RLS können mit solchen Arousal-Reaktionen verbunden sein. Arousals stören den normalen Schlafrhythmus und reduzieren damit die Schlafqualität.

Augmentation: Vorverlagerung der RLS-Beschwerden vom Abend in den Tag durch Levodopa-Medikamente. Dies bedingt eine Steigerung der eingenommenen Levodopa-Tagesdosis und ist somit ein wichtiges Problem bei der Therapie des RLS mit Levodopa (s. a. Rebound).

Chemotherapie: Hemmung von Krebszellen oder Infektionserregern mit Medikamenten (so genannte ›Chemotherapeutika‹)

Chromosom: Erbkörperchen, mikroskopisch sichtbare Träger der Erbanlagen. Der Mensch hat 23 Chromosomenpaare. Darunter sind 22 Autosomenpaare und ein Paar Geschlechtschromosomen.

Dialyse: therapeutische »Blutwäsche« bei nicht ausreichender Funktion der Nieren

Differenzialdiagnostik: Ärztliche Abgrenzung und Identifizierung einer bestimmten Krankheit innerhalb einer Gruppe symptomatisch ähnlicher oder zum Teil sogar übereinstimmender Erkrankungen. Beim RLS wäre dies beispielsweise die Abgrenzung von einer Polyneuropathie.

Dopaminagonisten: Gruppe von Medikamenten. Dopaminagonisten wirken wie der Botenstoff Dopamin im Nervensystem; sie sind jedoch chemisch nicht mit Dopamin verwandt. Dopaminagonisten sind also »Mitspieler« (= Agonisten) des Dopamins im Wechselspiel der Botenstoffe im Nervensystem. Es gibt auch Medikamente die als »Gegenspieler« (= Antagonist) des Dopamins wirken. Solche Medikamente können gegebenenfalls ein RLS verstärken.

EEG (Elektroenzephalogramm): Hirnstromkurvenbild. Die Ableitung des EEG gehört zur Schlaflabor-Untersuchung. Mithilfe des EEG wird der Wach- vom Schlafzustand abgegrenzt und die Tiefe des Schlafes beurteilt.

Gen: Erbanlage. Abschnitt eines Chromosoms, der die Information für ein Eiweißmolekül trägt.

Genetik: Vererbungslehre. Genetisch: erblich.

Halbwertszeit: Zeitraum, in dem der Körper die zugeführte Medikamentenmenge zur Hälfte ausgeschieden beziehungsweise verstoffwechselt hat. In der Physik beschreibt die Halbwertszeit den radioaktiven Zerfall.

Idiopathisch: ohne erkennbare Ursache entstanden.

Levodopa (L-Dopa): Vorläufer des Botenstoffs Dopamin im Zentralnervensystem. Levodopa wird medikamentös zur Behandlung des RLS eingesetzt.

Neuroleptika: Gruppe von Psychopharmaka, die bei bestimmten psychiatrischen Erkrankungen, jedoch manchmal auch als Beruhigungsmittel oder Einschlafhilfe eingesetzt werden. Können RLS-Beschwerden verstärken (siehe auch Akathisie).

Neurotransmitter: Botenstoff im Zentralnervensystem

Opiate: Gruppe von Medikamenten mit morphinähnlicher Wirkung.

Osteoporose: Schwund des festen Knochengewebes. Insbesondere bei Frauen nach den Wechseljahren sehr häufig.

PLMS: Charakteristisch für das RLS in der Schlaflaboruntersuchung (= Polysomnographie) sind die periodischen Bewegungen der Beine und die daraus resultierende Weckreaktion im EEG (= Arousal). Diese rhythmischen Bewegungen im Schlaf werden Periodic Movements in Sleep (PMS) oder Periodic Limb Movements in Sleep (PLMS; Limb: englisch für Gliedmaßen) genannt.

Polyneuropathie: Medizinischer Oberbegriff für Erkrankungen der peripheren Nerven (peripher heißt, nach Austritt aus dem Rückenmark). Zu Polyneuropathien kann es beispielsweise durch die Stoffwechsellage bei Zuckererkrankung (= Diabetes mellitus) oder Niereninsuffizienz kommen. Sehr häufig äußern sich Polyneuropathien in Missempfindungen der Füße und Hände, sodass das Beschwerdebild an ein RLS erinnern kann. Sicher ist die Polyneuropathie die wichtigste Differenzialdiagnose des RLS (siehe Differenzialdiagnostik). Polyneuropathie und RLS können auch gemeinsam auftreten.

Polysomnographie (PSG): Aufzeichnung von Körperfunktionen im Schlaflabor. Zur Bestätigung der klinischen Verdachtsdiagnose ist sie die maßgebliche technische Untersuchung.

Rebound: Verlagerung der RLS-Symptome in den frühen Morgen. Zum Rebound kommt es nicht selten durch die abendliche Einnahme von Levodopa.

REM-Schlaf: Die schnellen Augenbewegungen (oder englisch »Rapid Eye Movements«) sind ein Charakteristikum des REM-Schlafes. Gelegentlich wird der REM-Schlaf auch als Traumschlaf bezeichnet. Die anderen Schlafphasen 1–4 werden als Non-REM-Schlaf zusammengefasst.

Retardpräparat (manchmal auch Depotpräparat genannt): Dies sind Arzneimittel mit verlängerter Wirkzeit, da sie beispielsweise verzögert aus dem Magen-Darm-Trakt aufgenommen werden. In der RLS-Therapie wird mit der abendlichen Einnahme von Restex retard eine Medikamentenwirkung in der zweiten Nachthälfte erreicht. Restex in der unretardierten Form wirkt dagegen rascher und hilft somit vorwiegend in der Einschlafphase.

RLS: Restless-Legs-Syndrom. Das Syndrom mit »ruhelosen« oder »unruhigen« Beinen.

Schlafpolygraphie: siehe Polysomnographie.

Sekundäres RLS: Sekundär: nachfolgend, abhängig, zweitrangig. Hier sind die RLS-Beschwerden Ausdruck einer anderen Erkrankung. Beispielsweise kann ein RLS im Rahmen einer Niereninsuffizienz auftreten.

Syndrom: Ein Krankheitsbild, das sich aus dem Zusammentreffen verschiedener charakteristischer Symptome ergibt.

Symptom: Krankheitszeichen.

Urämie: Zustandsbild bei nicht ausreichender Funktion der Nieren (Niereninsuffizienz).

Hinweise für Anästhesisten zur Narkose und postoperativen Betreuung von RLS-Patienten

Zusammengestellt von C. Trenkwalder, W. Jakob und B. Högl für die »Deutsche Restless Legs Vereinigung«, München. Ein Informationsblatt »Restless-Legs-Syndrom – Leitfaden für Anästhesisten« kann bei der »Deutschen Restless Legs Vereinigung« in München angefordert werden. Die Anschrift findet sich im Adressenteil.

Substanzgruppen, die bei RLS nicht verabreicht werden sollten:

- Neuroleptika (Butyrophenone, Phenothiazine),
- Antiemetika mit dopaminagonistischer Wirkung (Metoclopramid; Domperidon erlaubt),
- Tri- und tetrazyklische Antidepressiva (Trimipramin, Amitriptylin),
- Opiatantagonisten (Naloxon usw.),
- Pirenzepin, Dihydrobenzperidol, Thalamonal, Ranitidin/Cimetidin,
- Etomidate, Propofol, Enflurane,

Bei RLS erwünschte Substanzen:

- L-Dopa-Präparate und Dopaminagonisten,
- Opiate (Tilidin, Oxycodon, Dihydrocodein usw.),
- Benzodiazepine (Clonazepam, Diazepam usw.),
- Zolpidem,
- Antiepileptika (Carbamazepin, Gabapentin, Valproinsäure),
- Antiemetikum: 5-HT3-Antagonisten, z.B. Odansetron,
- eventuell Anwendung von transdermalen Pflaster (z.B. Fentanylpflaster zur postoperativen Applikation).

Erwünschte Anästhesie:

- eine intrathekale/spinale Anästhesie mit Gabe von Morphinpräparaten in üblicher Regionalanästhesietechnik,

- ein Spinalkatheter zur Opiatgabe auch zur längerfristigen postoperativen Anwendung,
- Anästhesie mit Isofluran-Sevofluran.

Ein vorübergehendes RLS ist nach Spinalanästhesie möglich (Högl et al. 2002).

Stichwortverzeichnis

Bibliografische Information der Deutschen Bibliothek
Die Deutsche Bibliothek verzeichnet diese Publikation in der Deutschen Nationalbibliografie; detaillierte bibliografische Daten sind im Internet über http://dnb.ddb.de abrufbar

Leserservice:

Wenn Sie Fragen oder Anregungen zu diesem Buch haben, schreiben Sie uns:
TRIAS Verlag
Postfach 30 05 04
70445 Stuttgart
Oder besuchen Sie uns im Internet:
www.trias-gesundheit.de

Programmplanung:
Sibylle Duelli

Lektorat:
Sibylle Duelli, Anne Bleick

Umschlaggestaltung:
Cyclus · Visuelle Kommunikation, Stuttgart

Umschlagfoto: Corbis (vorne), Zefa (hinten)

Fotos: Archiv der Thieme Verlagsgruppe: S. 4, 5, 6, 12/13, 24/25, 54/55, 68/69, 123; Corbis: S. 3; Prof. Sieb: S. 31, 32, 35

Zeichnungen: Janssen-Cilag GmbH: S. 116; Viorel Constantinescu: S. 37, 38, 39, 49, 58, 91, 92/93

Wichtiger Hinweis:
Wie jede Wissenschaft ist die Medizin ständigen Entwicklungen unterworfen. Forschung und klinische Erfahrung erweitern unsere Erkenntnisse, insbesondere was Behandlung und medikamentöse Therapie anbelangt. Soweit in diesem Werk eine Dosierung oder eine Applikation erwähnt wird, darf der Leser zwar darauf vertrauen, dass Autoren und Verlag große Sorgfalt darauf verwandt haben, dass diese Angabe **dem Wissensstand bei Fertigstellung des Werkes** entspricht.
Für Angaben über Dosierungsanweisungen und Applikationsformen kann vom Verlag jedoch keine Gewähr übernommen werden. **Jeder Benutzer ist angehalten,** durch sorgfältige Prüfung der Beipackzettel der verwendeten Präparate und gegebenenfalls nach Konsultation eines Spezialisten festzustellen, ob die dort gegebene Empfehlung für Dosierungen oder die Beachtung von Kontraindikationen gegenüber der Angabe in diesem Buch abweicht. Eine solche Prüfung ist besonders wichtig bei selten verwendeten Präparaten oder solchen, die neu auf den Markt gebracht worden sind. **Jede Dosierung oder Applikation erfolgt auf eigene Gefahr des Benutzers.** Autoren und Verlag appellieren an jeden Benutzer, ihnen etwa auffallende Ungenauigkeiten mitzuteilen.

2., vollständig aktualisierte Auflage 2005

Oswald-Hesse-Str. 50
70469 Stuttgart
Printed in Germany

Satz: Fotosatz H. Buck, Kumhausen
Druck: Westermann Druck Zwickau

ISBN 3-8304-3247-X 1 2 3 4 5 6